どん底に落ちた養分たち

パチンコ依存者はいかに破滅していくか?

Keisei Suzuki
鈴木 傾城

集広舎

文中に登場するパチンコ依存者、及び匿名希望者の氏名はすべて仮名となっています。取材対象者のプライバシーを保護するため、対象者の特定につながる情報は意図的に除去し、居住地・勤務先等についても特定されないように配慮しています。ただし、報道された事件の容疑者については一部の例外を除き、すべて本名となっております。

（鈴木傾城）

はじめに

▼秋葉原にて。パチンコ業界凋落の統計と映画『鬼滅の刃』

「パチンコなんか落ち目ですよ。かつての勢いなんか全然ありません」

「今どきパチンコなんかやってるのは高齢者だけですよ」

そのような話をここのところ本当によく聞くようになった。これは、知り合いからも聞いたし、パチンコを長くやってきた人たちからも聞いた。ギャンブル依存者を救済する活動をしている人たちからも聞いた。統計データで見ても、それは間違いない。私自身も方々で「パチンコはもう終わりつつある産業」だと言った。実際、パチンコホールは減少する一方である。

しかし、千葉出身の三十代のパチンコ依存者に話を聞いている時だった。私が「パチンコ業界はどんどんダメになってきて若者のユーザーが減っていて……」と話していると、彼は目を細めながら「本当にそんなこと信じてます？」と私に言った。

「統計ではそうなっていますね」

「統計ね……」

私が不思議に思って「そう思わないんですか？」と尋ねたら、彼は「そんな統計なんか意味があるんですかね。現実はそうじゃないかもしれませんし。みんなパチンコ屋に騙されてるんじゃないんですか。奴らは黙って儲けてますよ。客は高齢者ばかりとか言ってますが、それも嘘八百です。若い奴らも大勢やってます」と答えて、このように続けた。

「そりゃ昔に比べたら減ってるかもしれませんけどね。比べるからですよ。比べないで現実を見たら、そんなこと絶対に思わないです。僕なんかパチンコがダメになってるってイメージは全然ないですからね。僕が言っていることが嘘だと思うんなら、『アイランド秋葉原店』を見てきて下さいよ」

＊

二〇二〇年は「コロナ地獄」の年だった。中国武漢から広がった新型コロナウイルス感染症は全世界を大混乱に陥れたのだが、この世界的大流行《パンデミック》は年末になっても収まる気配はなく、そのまま二〇二一年にも混乱が持ち越されることになった。

日本でも一時は収束するかのように見えたコロナ禍は、二〇二〇年の十一月から見る見るうちに感染者が拡大していった。そして、年が明けた二〇二一年一月八日、日本政府は二度目の緊急事態宣言を発令した。東京都・神奈川県・埼玉県・千葉県の一都三県に対して、「不要不急の外出自粛」「午後八時以降の外出自粛」を県民に要請し、それぞれの店にも密にならないように営業努力することを求めた。

しかし、その緊急事態宣言の最中《さなか》である二〇二一年一月十一日。私は秋葉原で唖然とする光景を見ることになる。

この日は九日から続く三連休の最後の日だったのだが、朝の九時過ぎにＪＲ秋葉原の駅を降りて中央通りを北に向かうと、ドンキホーテビルのところから、パーカーを着た若者たちがびっしりと並んでいる姿が見えた。みんな抽選券を片手に持ち、時間が来るまで延々とスマートフォンを見ながら時間を潰しているのだった。

この列こそが、「嘘だと思うなら見てきてくれ」と言われたパチンコホール『アイランド秋葉原店』の列だった。つまり、この若者たちはパチンコ・パチスロ目当てに並んで待っている若者たちだったのである。

多くの若者が寒さに震えながら肩をすぼめ、ポケットに片手を突っ込んで列に並んでいたのだが、それは猛烈な行列だった。入口からビルに沿って二十メートルほど並び、そこから右に折れ曲がって四十メートルほどのビルの周囲を囲み、さらにビルを囲むように南側に折れ曲がってビルを通り越して百メートル近く続き、それでも足りずに反対側の道にまでびっしりと列が続いた。人数は軽く一千人は超えていた。

私は二重の意味で驚くしかなかった。

一つはこの一千人近くの若者たちが、政府が要請する緊急事態宣言などまるで無視して並んでいたこと。そして、もう一つは並んでいる人たちがほぼ二十代の若者が中心であったことだ。なぜ先述の千葉出身の三十代の男が「アイランド秋葉原店を見てからパチンコのことを語ってくれ」と言ったのか、この行列を見た瞬間に理解できた。統計では確かに「パチンコ業界の凋落」が数字として表れている。しかし、目の前ではパチンコ業界の圧倒的な集客力と恐ろしいほどのエネルギーが見て取れた。

この日は一月十一日、すなわち「1・11」のゾロ目の日だったのだが、こうしたゾロ目の日はあちこちのパチンコホールがイベントを仕掛けるので、私が見たアイランド秋葉原店だけでなく、日本全国のあちこちのパチンコホールで行列が見られたということだ。

＊

もっと恐ろしいのは、この一千人ほどの行列はパチンコホール『アイランド秋葉原店』にとっては、とりわけ大騒ぎするほどのものでもないということだ。二〇二〇年六月六日には、なんとこの『アイランド秋葉原店』には六〇七四人規模の行列ができていたというのだ。

六〇〇〇人の行列と言えば、もはや異常事態とも言うべき現象である。しかも、世の中が自粛せよという空気になっている時に、六〇〇〇人以上が並ぶのだから尋常ではない。言うまでもないが、この六月六日も「6・6」のゾロ目の日だった。「パチスロで勝てそうだ」と思った若者たちが大集結していた。

さらに二〇二〇年十月三日にも、この『アイランド秋葉原店』には大行列ができていた。この日はゾロ目ではないのだが、テレビアニメ『魔法少女まどか☆マギカ』の登場人物である「鹿目《かなめ》まどか」という登場人物の誕生日に設定されている日だった。

パチスロ遊技機にこのアニメの版権を使ったものがあって、「誕生日だから高設定になっているはずだ」という思惑で若者たちがアニメの聖地である秋葉原に、そして秋葉原のパチンコホールである『アイランド秋葉原店』に集まっていたのだった。この日に集まったのは約二四〇〇人であった。

二四〇〇人も凄まじい数だが、実はこの行列は「コロナ禍もあって思ったより少ない」と事情通は評していた。というのも、二〇一九年の十月三日には実に約四二〇〇人が集まっていたからである。

この十月三日には『アイランド秋葉原店』だけでなく、『魔法少女まどか☆マギカ』のパチスロ遊技機が入っている他のパチンコホールも大行列ができていた。パチンコホールというのは、これほどまでに集客力があったのである。

しかし、マスコミもパチンコホールもこうした行列を誇示することは絶対にない。コロナ禍に於《お》いて多くの業種が「集まるな・近づくな・閉じた空間にいるな」と言って客を断っている中でパチンコホールだけがこのような大盛況を誇示していたら、世間から叩かれるだけである。コロナ禍でなくても、パチンコ業界は「人々をギャンブル依存症に突き落としている」として激しく糾弾されているので、これだけの人たちを集客するだけの「凄まじいパワー」があることを世間から静かに隠す。

＊

二〇二〇年十月十六日。日本の映画史を塗り替えるひとつの映画が公開された。『劇場版「鬼滅の刃」無限列車編』である。

この映画は公開されてから二百二十日で、興行収入約四〇〇億円を達成して、歴代興行収入一位の快挙を達成することになった。コロナ禍の中での前人未踏のヒットである。多くの人々がこの驚異的な動員数と興行収入の達成に驚き、賞賛した。こうした話題の中で、普段は映画を観ない層、あるいはアニメを見ない層まで劇場に駆けつける姿もあった。まさに、この映画が引き起こしたのは「社会現象」とも言うべきものだった。

この映画のヒットの中、「ギャンブル依存症を生む公認ギャンブルをなくす会（ギャンブル

パチンコ店舗数の推移

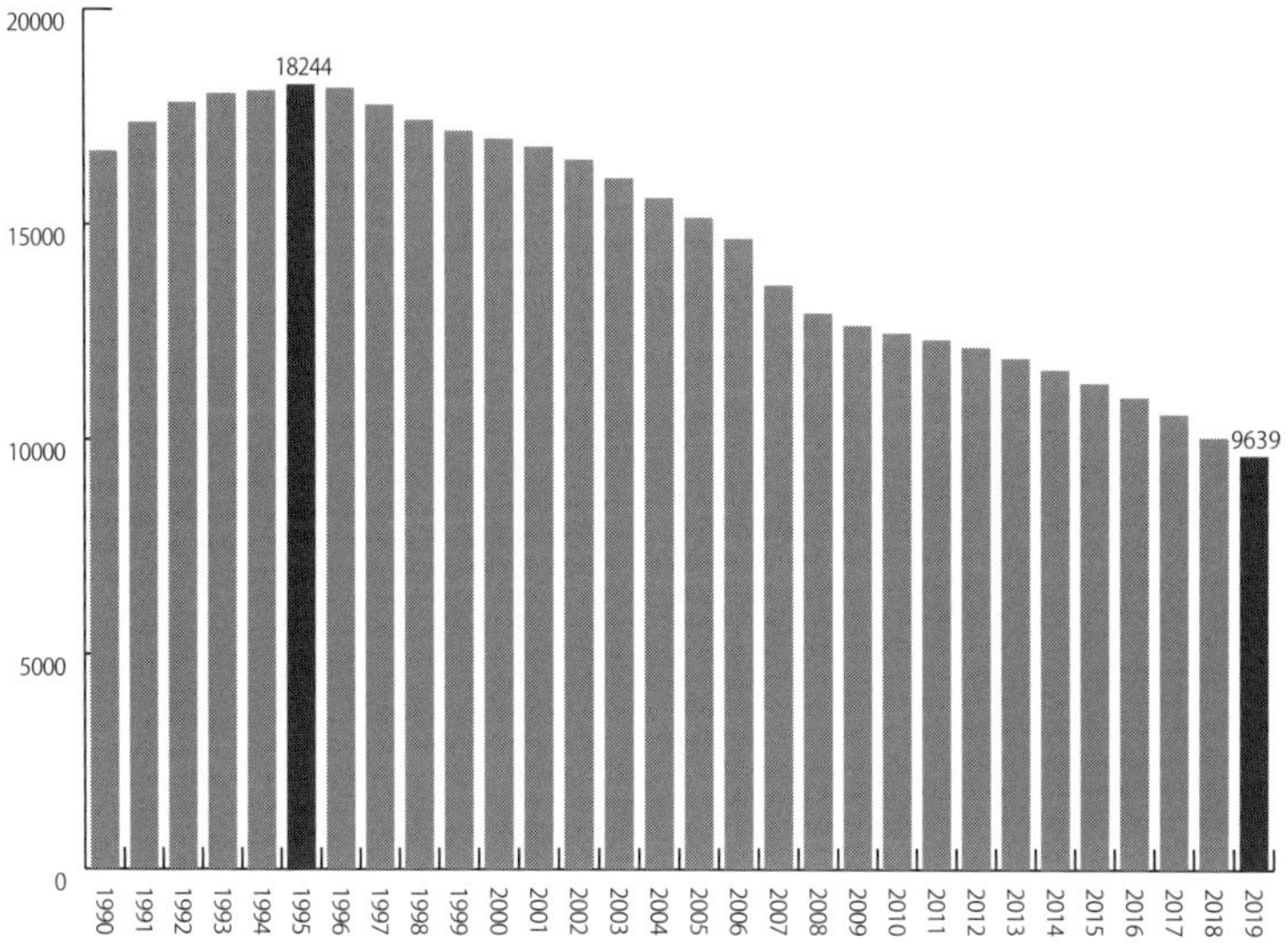

出所：全日本遊技事業協同組合連合会（http://www.zennichiyuren.or.jp/）

オンブズマン）」の会員のひとりから、私宛にひとつのメールが入った。「日本で大ヒットを飛ばしている『鬼滅の刃』だが、パチンコ業界と比較してみて欲しい。いかにパチンコ業界が凄まじいのかが逆に分かる」というものだった。

簡単に計算してみよう。

『劇場版「鬼滅の刃」無限列車編』は二百二十日で約四〇〇億円を稼ぎ出した。とすると、一日で約一億八一八一万円を稼いだということになる。

では、パチンコ業界はどうなのか。

公益財団法人日本生産性本部「レジャー白書」に記されている市場規模は、二〇一八年で二十兆七千億円となっている。これは年間なので一日に換算するといくらになるのか。約五六七億一二三二万円である。

規模感を知りたいので、鬼滅の刃の方の約一・八億円を四捨五入して二億円とし、「一日の稼ぎ」を分かりやすく英数字で並べてみよう。

鬼滅の刃　2億円
パチンコ　567億円

この数字を見ると、複雑な気持ちにならないだろうか……。

日本に大ブームを引き起こし、映画の興行収入の歴史を変え、数々のムーブメントを引き起こし、日本人の大多数の人が話題にした映画『鬼滅の刃』でさえ、パチンコ業界の売上から見ると二八三分の一以下のゴミのような数字であり、誤差程度にしか過ぎない売上だったのである。

一方、パチンコ業界は凄まじい売上を上げている。この業界はかつてに比べたら売上が減少して「凋落の一途である」と強調されている。しかし、その凋落しているはずの業界は、歴代興行収入一位の映画の二八三倍もの売上を一日に上げている。

パチンコ業界は今もなお想像を絶する売上を誇るモンスター級の業界だった。過去はもっと凄まじかったのかもしれない。しかし、今も十分に凄まじい。「過去と比べたら現実が見えなくなる」「統計だけを見たら正体が見えなくなる」というパチンコ業界の姿がここにある。

パチンコ業界は、「今」も、鬼のように金を吸い上げている。

大量の人々を無限列車に乗せてギャンブル依存に突き落としている。

そして、凋落したという煙幕で現実を見えなくしている。

それがパチンコ業界だったのだ。

目次

第三章　それは夢の墓場

第四章　怒りとガソリン

第五章　膨れ上がる借金

第六章　爆裂機と闇金

おわりに

▼秋葉原にて。パチンコだけが彼らの「世界」であり「宇宙」だった……258

第一章　ビギナーズラック

▼中野にて。パチンコで離婚した女性と会う

二〇二〇年十二月。冷たい風が吹きすさぶこの日、私は中野駅北口を降りたところにあるコンビニ『ニューデイズ』の前で荒木絵里という女性を待っていた。待ち合わせは午後五時だったが、彼女はなかなか来なかった。

十五分ほど経って、もしかしたらすっぽかされたのかもしれないと思い始めた頃に、やっとひとりの女性がおずおずと私の目の前に立った。少しよれよれな感じのピンクのコートを着て、ツヤのない髪が風に吹かれて乱れていた。

この頃、私はパチンコ依存に陥っている人の話を聞きたいと思って、知り合いのツテ、パチンコ反対運動をやっている議員、依存症に関わる団体、ツイッター等々で、そうした人を探していたのだが、そんな時にネット経由でコンタクトを入れてくれたのが荒木絵里さんだった。

「ツイッター見ました、いろいろ相談に乗って欲しいです」

荒木さんからきたDM（ダイレクトメール）にはそう書かれていた。私が連絡をくれたことに感謝する返事を送ったら、すぐに「ちょっと事情があるので、会うなら明日にでもお会いしたいのですが」という返事が来た。

その早急さに私はやや戸惑ったが、時間の調整は可能だったので了解した。荒木さんはJR

中央線沿線に住んでいて中野駅であれば会えるという。そこで、翌日の午後五時に彼女と会うことにしたのだった。

「三十代です」とあらかじめ紹介があったが、実際に会うと雰囲気的に嘘ではなさそうだった。大きなマスクをしていたので顔の表情は分からなかったのだが、薄い眉と腫れぼったいまぶたで、寝不足のような疲れた雰囲気が漂っていた。

荒木さんは非常に緊張していて、私を警戒しているのが分かった。それでも逃げることはなく、挨拶を交わしてすぐにアーケード街『中野サンモール商店街』にあるガラス張りの喫茶店に入った。そして、二階の空いている席に座る。

その時に彼女は初めてマスクを取ったが、表情に力がなく、最初の印象よりも疲れが蓄積しているように見えた。マスクをしている時は三十代の前半くらいではないかと思ったのだが、マスクを取ると三十歳の後半に近い印象だ。

＊

「パチンコはけっこう長いんですか？」
「長いですよ、当たり前じゃないですか」

荒木さんはそう言って自嘲気味に笑った。

どれくらいの期間やってるのかと尋ねると、荒木さんはしばらく考えて「そうですね、十二年くらいです。以前、付き合っていたボーイフレンドがやっていて、一緒にやるようになったんですけど最初からハマってたわけじゃなくて、やったりやらなかったり。本格的にやり始めたのは五年くらい前からです」と答えた。

大学生の頃に付き合っていた千葉出身の彼氏がパチンコ狂いだったのだ。デートもパチンコ屋で、「面白いからやってみる？」と彼女を隣の台に座らせて一緒にやるようになった。それが、彼女のパチンコ歴の始まりだったという。

「こんなの何が面白いんだろう」というのが彼女の最初の印象だったようだ。しかし、そのうち勝って数万円が手に入ったりするような経験をすると、彼女も面白さを感じるようになっていった。

パチンコ狂いの彼氏とは二年ほど付き合っていた。しかし、その彼氏が事あるごとに彼女に金をせびるようになったので嫌になって別れ、一緒に行く相手がいなくなってからは彼女もパチンコから一時的に遠ざかった。

大学卒業後、彼女は千葉市稲毛区のある住宅販売の会社で、事務員として働くことになった。入社してから三年はうまくいっていた。

「でも、お客さんの情報や資料が入ったパソコンを持って東京本社に向かう時に、電車の中にパソコンを忘れてしまって……。後で気づいて慌てて駅員に伝えて探してもらったのですが出てこなくて、情報漏洩になると会社でも大騒ぎになって、上司にもの凄く怒られて……。結局それで会社を辞めて数ヶ月くらい引きこもって、貯金が危なくなってから、近くの飲食店でアルバイトしながら、ストレス発散でまたパチンコするようになったんです」

「それでやめられなくなったんですか？」

「アルバイト先の飲食店で知り合った人と結婚して、またパチンコ打たなくなったんですけどね。結婚後は東京に引っ越したんですけど、二十九歳で妊娠して妊娠高血圧症候群で流産して……。義理の母親からあんたがだらしないから流産したみたいなこと言われてブチ切れて、またパチンコ始めた感じです。私の場合、ストレスでパチンコするみたいです」

荒木さんは他人事のように言った。

＊

流産した後、彼女は夫とも関係がぎくしゃくするようになった。それもあって、どんどんパチンコにのめり込むようになった。パチンコをしている間は頭が空っぽになる。それが彼女には重要だった。彼女は「何も考えたくなかった」のだ。

しかし、パチンコにのめり込めばのめり込むほど小遣いでは足りなくなり、生活費もパチンコに費やすようになった。負けが続くと、やがて貯金にも手を付けるようになっていった。

貯金は三百万円ほどあったのだが、ほとんどをパチンコで負けた。負ければ負けるほど胃が痛むようになり、夢にまでパチンコをやっている自分の姿が出てきて、気が狂いそうになったという。

「それで、やめようとは思わなかったんですか？」

「逆ですよ。早く負けを取り返さなくちゃとますますハマりました」

しかし、精神的に不安定になっている上に、貯金までなくなっていることが夫にバレて「どういうことなんだ」と追及された。「パチンコのことは死んでも言うつもりはなかった」のだが、貯金を何に使ったのかを説明できず、とうとうパチンコで負けたことを彼女は告白した。

「ショック死するんじゃないかというくらい驚いてた」と荒木さんはそのときの夫の様子を表現した。確かに妻が自分の知らないうちにパチンコ依存になっていて、三百万円を吹き飛ばしていたら誰でも驚くはずだ。

「パチンコをやめるか離婚するかどっちか選べ」と怒鳴られたので、荒木さんは「パチンコをやめる」と夫に約束した。ところが、やめられたのは二ヶ月ほどだった。すぐにパチンコがやりたくなって、こっそりと近所のパチンコホールに行ってしまった。

「三百万円を飛ばして懲りたので、もうやるつもりなかったんですけど、ホールの前を通ると磁石みたいに引き寄せられて。また生活費をパチンコに使うようになって、晩ごはん買うお金もなくなってしまいました。それでスーパーで万引きするようになりました」
「万引きを?」
「バレなかったんで何度かやったんです。でも本当は店にはバレてて……。私、事務所に連れて行かれて。謝ったんですけど、被害届を出されて警察で写真とか指紋とか取られて、夫に迎えに来てもらって……。それで離婚してます」

＊

ひとりになってから荒木さんは四畳半の小さな木造アパートを借りて、自転車で十五分ほどのホームセンターでパートをしながら今に至っている。彼女はアルコールが飲めないので水商売を考えたことはなく、怖いので風俗の仕事もしたことがないという。

二〇二〇年はコロナで宿泊業や飲食業は廃業や倒産が相次いでいる。しかし運が良いことに、彼女の勤めているホームセンターは影響が軽微で雇い止めやリストラは起きていなかった。とは言っても生活は楽ではなく、パチンコもやめられないので「キャッシュローンの借金が五十万円ほどになっている」と彼女は告白した。

パチンコで三百万円吹き飛ばし、万引きで離婚し、それでもパチンコをやめずにまたもや五十万円もの借金を抱える。こうした話を聞いていると、やがて荒木さんは「彼女の本題」を切り出した。

「取材を受けたし、ありのまま話したので謝礼が欲しいのですけど……。いくらくらいなら、お金くれますか？」

荒木さんはおずおずとしていたが、同時に必死でもあった。

「今、本当にお金に困ってて、普段なら要らないのですが、今は正直そんな余裕ないですし、ぶっちゃけ今日お会いしたのも謝礼が頂けると思って。だって、おたくは私の話で本を書いてお金が入るんですよね？　私もお金もらう権利があると思うんです。謝礼もらえないなら書かないでもらえます？　書いたら訴えますから」

かなり強気な言い方をしているのだが、そう言いながらも彼女は泣きそうな表情になっていた。本当はこんなことを言いたくないのを、無理に自分を奮い立たせて言っているのがありありと分かった。

「すぐ会いたい」というのは、要するに「すぐにお金が欲しい」ということであり、荒木さんが私に会ったのも自分の人生を打ち明けたかったのではなく、手っ取り早く金が欲しかったからだった。「いろいろ相談に乗って欲しいです」というのは、「いくらくれるのか？」という相談だった。

私のパチンコ依存の取材は、このようにして始まった。

▼池袋にて。ビギナーズラックで依存症まっしぐらの風俗嬢

風俗は、いまやインターネットで集客するのが当たり前の時代になっているので、多くの風俗店は独自のサイトを持っている。しかし、客はいくつかの風俗店を比較して自分に合った業態と予算と風俗嬢を選びたいと考えている。

そのため、風俗店を統合した巨大サイトがいくつか存在する。ほとんどの風俗マニアはこうした統合サイトを参考にして店や女性を選ぶのだが、しっかりした店に所属する多くの風俗嬢はここに日々の日記を書いて集客する。

その日記には、客へのお礼や、出勤状況の報告や、他愛のない日常の出来事や、エロチックな自撮り写真などが掲載されている。

実話系の雑誌に風俗記事を書いている四十代のライターは「呼びたい風俗嬢の日記はしっかり読むことにしている。これを見ていると女性の性格とかやる気がだいたい分かる。日記を書いていない嬢は論外。選択の対象にもならない」と言う。

私が「パチンコ依存の人を探している」という話をすると、この風俗ライターは私に「ギャンブル中毒かどうかは知らんけど、たまに馬やパチンコの話を延々と日記に上げてる風俗嬢がいるんだよね」と教えてくれた。馬というのは、もちろん競馬のことだ。

「競馬に詳しくない人はあまり知らないと思うんだけど、有馬記念っていうレースがあるんですよ。競馬好きな風俗嬢の中には、日記に有馬記念でどの馬に賭けたと書いてる嬢もいるし、そう言えば源氏名《げんじな》を有馬にしてる嬢もいたね。すごいよね。風俗嬢ってホストとかジャニーズとかヒモとか、男に依存している子も多いけど、ギャンブルの依存も多いかもしれない」

その後、この風俗ライターから風俗日記に延々とパチンコの話を書き込んでいる風俗嬢のリストが数名送られて来たのでのぞいて見ると、確かに彼女たちはパチンコの話を風俗サイトの日記にびっしりと書き込んでいた。

「今日は儲かった」「損した」「パチンコはもうやめよう」等々を毎日律儀に書き込んでいるだけでなく、パチンコ台の写真まで上げている気合いの入った女性までいるのだった。

＊

池袋に「即尺」という性サービスを売りにする、やや過激なデリヘル店がある。即尺というのは、女性が客の男性の部屋に着くなり、すぐに男性の陰部を口で性サービスするというものである。シャワーも浴びず、挨拶もほとんどないまま、いきなり性サービスをするわけで、即物的ではある。

このようなサービスを好む男をターゲットにした店なのだが、それなりに繁栄しているようで、苛烈なデリヘル業界でも長く続いている。この店に勤めるのは多くが三十代以上の女性である。その中のひとり、ランカーではないが、それなりに長く勤めて店に貢献している女性がいる。

美緒《みお》という源氏名を持っていたデリヘル嬢がそうだ。この女性が、かなりの頻度でパチンコの話を日記に上げていて、私が連絡を取る前日も「大工の源さん（パチンコ機種）で全回転した！」と日記に書いて喜んでいた。

この美緒さんにコンタクトを取って会ってみた。彼女はプロフィールでは三十一歳となっているのだが、マスクを外した顔は年齢がもっと上であることがすぐに分かった。

美緒さんに「パチンコにハマってるんですか？」と尋ねると、彼女は「日記読んでくれたんですか？　結構パチンコの話をたくさん書いてますからねぇ」と苦笑いするのだった。儲かっているのかどうかを尋ねると、彼女は「トータルで見ると損してる」と言って笑った。

「損してるけど、まぁ楽しいからやめられないですねぇ」

「どれくらい損したの？」

「うーん、トータルで二百万以上は飛んでるかもしれない」

昼職（昼間にする普通の仕事）の女性であったら、二百万円以上も負けたら生活の危機に陥るはずだが、そこは日銭を稼ぐ風俗嬢で、幸か不幸か二百万円くらいの損失なら、貯まらないにしろ生活にはあまり影響がないようだった。

パチンコにハマったから風俗で働くようになったのかと最初は思っていた。しかし話を聞いてみるとそうではなく、風俗で働くようになってから「仲の良い同僚に教えてもらって、楽しかったのでハマってしまった」のだという。

「もともと、ゲーム系が好きで電子音を聞いたらワクワクするんです」

美緒さんがパチンコに行くようになったのは四年ほど前で、それまではパチンコホールに足を踏み入れたことは一度もなかったという。

＊

同僚の風俗嬢とパチンコホールに行った二度目か三度目の時、美緒さんをパチンコにのめり込ませるある出来事が起きていた。その日はたまたま同僚の隣に適当に座って打っていたのだが、その席が大当たりだった。確変（確率変動）でどんどん箱が積まれていき、その日で一瞬にして五万円以上にもなっていたのだった。

「風俗の仕事ってキツイじゃないですか。パチンコってこんな簡単にお金が儲かるんだと思って嬉しかったですね。私、あの時は全然パチンコの知識がなくて、完全にビギナーズラックだったんですけど、風俗の仕事がダメになってもパチンコで食べていけるかも、ぶっちゃけ遊んで食べていけるかも、って夢を見まして。まぁ、夢は夢ですけど」

「夢を見てハマった？」

「そうなんです。ビギナーズラックで依存症にまっしぐらです。でもハマったらハマったで負けてばっかりなんですけどね。たまに大当たりが出るから全然やめられないですよ。そんなこんなで、お金も貯まらないから風俗もやめられないです」

やめられないと言いながら彼女は屈託なく笑っていた。

ビギナーズラックか……と私はしみじみ思う。実は、パチンコ依存症の人たちの手記を彼女に会う前にかなり読み込んでいたのだが、パチンコ依存に落ちる多くの人が、その「きっかけ」になるのがビギナーズラックだった。

ビギナーズラックはなぜパチンコ依存の入口になるのか。パチンコで負けて貯金ゼロになり、危うく離婚寸前となった元パチンコ依存者に話を聞いたら、このようにビギナーズラックを説明してくれた。

「一度に大勝ちして五万円だとか十万円なんか儲かったら、真面目にコツコツ働くのが馬鹿馬鹿しくなってしまうんですよ。だって、遊んでて月収分くらい儲かるかもしれないんですよ。それを経験してしまったら、また再現したくなるんです。一度あったことは二度あると思うわけです。まぁ長くやってれば、二度目はあると言えばあるんですが、その前にかなり負けますね」

確かに一瞬で月給分くらいのビギナーズラックをしたら、「もしかしたら才能があるのかもしれない」「何度も再現できるかもしれない」と夢を見て、どっぷりハマってしまっても不思議ではない。

ビギナーズラックやまぐれは、一瞬にして人から理性を奪って「のめり込み」を発生させる。だから、パチンコ依存者はこのように言う。

「ビギナーズラックを経験しなかった人は運がいい。依存者にならないで済んだから……」

*

美緒さんはビギナーズラックによって、一気にパチンコの「のめり込み」が発生して、それが四年経った今もまだ継続している。

「でもね、今日は三万円勝ったとか五万円勝ったとか言っても、結局トータルで見たらすごい負けてるわけじゃないですか。それこそ二百万以上負けたりしてるわけじゃないですか。パチンコってやればやるほど負けるわけで、絶対に割りが合わないんですよ。私の友達だって大損してるし早くやめたいですね」

「やめられそうですか？」

そのように質問すると彼女は苦笑いして「やめられたらやめたいけど、私はお金好きだからやめられないかもしれないです」と答えた。

「私、結婚してないから休みの日とか結構ヒマなんですよね。昔からの友達とかみんなママに

遊技機台数の推移

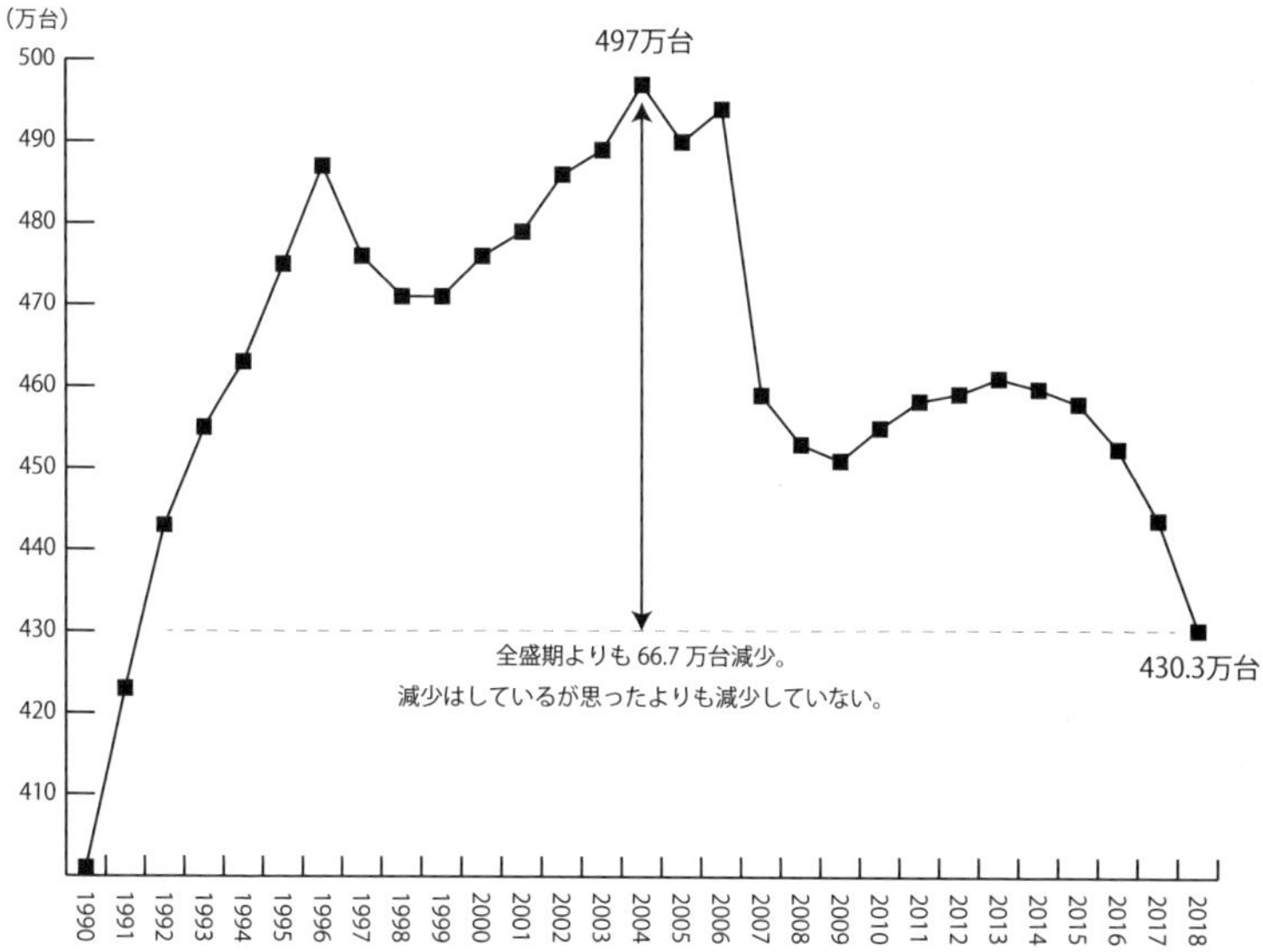

出所：全日本遊技事業協同組合連合会

なってしまったから遊び相手もいないし、風俗とかやってたら男友達と付き合うのも面倒くさいばっかりなんですよね。そしたら、休みの日ってパチンコ行くしかやることないんです。パチンコって、うまくいけばお金が儲かるかもしれないでしょ？　休みの日に何にもしないで家でぼーっとしてるんだったら、少しでもお金稼げるチャンスがあった方がいいじゃないですか……」

美緒さんはそのように言った。

これは私にとっては面白い見解だった。パチンコをしない私から見ると、客観的に状況を判断して「お金が好きなら、お金をとめどなく失うパチンコそのものをやめた方がいい」という考え方になるのだが、パチンコにどっぷりハマってしまっている美緒さんはまるっきり逆の発想になっているからだ。

トータルで見ると「パチンコで金を失っている」という事実よりも「パチンコで勝った経験がある」方に意識が向いていて、パチンコは金儲けの手段だと無意識に刷り込まれているのである。

金を失う元凶がパチンコなのに、そのパチンコが金の儲かる手段に見えてしまう「錯覚」がパチンコ依存者を依存者たらしめているようだ。これは美緒さんだけの錯覚ではなく、パチンコ依存者の多くが共通して持っている錯覚でもある。

▼「ビギナーズラックからののめり込み」という共通の物語

風俗嬢の美緒さんは「ビギナーズラック」というきっかけを通してパチンコにのめり込んでいくことになるのだが、面白いことにギャンブル依存者の手記を読んでいると、多くが「ビギナーズラックからののめり込み」という原体験を持っている。

初めてパチンコに接してビギナーズラックで大金を手にするという「体験」は、それを経験したことのない人間には分からないほど強烈なものであるようだ。それは快楽体験とも絶頂体験とも言うべきものである。

生きていくには金がいる。金を得るために人々は働くのだが、働くというのは苦しく、つらく、時にはストレスで精神的にも壊れてしまいそうなほどの苦役である。それでも人々は生活のために黙々と働く。「何とか楽になりたい、いつか楽になりたい」と無意識の中で人々は願っている。

そこに、たまたま何気なくパチンコに向かい合う。まったく何も期待しないまま玉を打つ。すると、突如として自分の台がけたたましく電子音を発し、震え、音の洪水が押し寄せ、次から次へと玉が出てきて止まらなくなり、気がつけば五万だとか十万だとかが手元に残っている……。

これほど強烈な「体験」は、実生活ではまずない。だから、ビギナーズラックで思ってもいなかったような金を手に入れた初心者は、この機械から離れられなくなっていくのである。そして、依存症になり、人生を破綻させていく。

では逆に、初めてパチンコに接してビギナーズラックどころか大負けした人はどうなるのか。もちろん、「なんだこれは！」と激怒してパチンコホールから出て行き、二度と戻らない。パチンコが大嫌いになる。ついでにパチンコをやっている人も嫌いになる。

それは当然だ。大事な金を一瞬で吸い込んでおきながら、見返りは何もなかったのだから、好きになれるはずがない。

しかし、元パチンコ依存者で『パチンコ依存症から立ち直る本』を執筆している鈴木健太氏は、その著書の中で最初に大損してパチンコから遠ざかった人を「真の勝者」と逆説的に呼んでいる。

なぜか。最初に大負けした人はパチンコに嫌悪感を抱いて二度と近寄らないことによって、パチンコ依存になる確率が最も低くなり、その結果として「幸せ」になるからである。下手に勝ってパチンコ依存になってしまうより、ずっとずっと幸せなのだ。

だから、パチンコでビギナーズラックを手に入れた人ではなく、大負けした人を鈴木健太氏は「真の勝者」と呼ぶ。元依存者がそのように言っているわけで、非常に説得力のある考え方だ。

＊

パチンコ依存症になりかけたところを、紙一重で何とか戻って来られた人がいる。

現在三十六歳の男性会社員で、二〇〇八年七月からパチンコを本格的に打つようになった中国地方出身の人だ。この人から手記をもらっているのだが、彼もまたパチンコにのめり込んでいくきっかけになったのが、例の如く「ビギナーズラック」だった。

彼の手記は以下のようなものだ。


私は二〇〇七年四月に地元の中国地方で社会人となり翌二〇〇八年五月、転勤を命じられ東京での生活を始めました。東京に行く前は実家暮らしということもありましたが、年収三百万程度の新卒一年目で百万円貯金できていましたから、そこそこ手堅い性格だったと思います。

東京に行ってからですが、慣れない土地、人、仕事等日々ストレスを抱え、心身ともに綱渡りの生活をしていました。ある日の休日、ふと魔が差し、駅前のパチンコ屋へフラフラと引き寄せられるように入ったのが運の尽きでした。

当時、社会を席巻していた『冬のソナタ2』という台に七千円ぐらい突っ込んだあたりでしょうか。突如として台が賑やかになり、液晶画面には揃った数字が……。

そこからは壊れたように球が出てきました。下皿の交換も知らない私に、隣に座っていた見ず知らずの方にレクチャーを受けながら打ち続け、気が付けば財布の中に万札が四、五枚。そのまま銀座のＪＡＺＺバーへ酒を飲みに行った日のことを昨日のことのように思い出します。

はい、典型的なビギナーズラックです。先にも書きましたが手堅い性格を自負している二十歳そこそこの若造が、「こんなに簡単に金儲けできるんだ」と衝撃を受け、世の中を勘違いした瞬間でもありました。

東京は悪い街で、どの駅で電車を降りてもパチンコ屋があります。残業の多い仕事でしたが、パチンコ屋の空いている時間に退社できると、思い立った駅で途中下車し、本来なかったはずのお金で再度パチンコを打つ日々が始まりました。

当然ビギナーズラックの再現など出来るわけもなく、初めて勝ったお金もとっくになくなり、社会人一年目にせっせと貯めた貯金に手を付けながらパチンコ屋へ通う日々が始まりました。

「一回当たれば大きい」「自分は一年で百万円貯められる手堅い人間だ」という二つのアクセルを踏みながら連敗街

道をまっしぐらで、気が付けば百万円あった貯金にも手を付け残りあとわずかとなっていました。

連敗街道と大げさに書きましたが、実はたまに「勝ち」を挟んでいるんですね。このたまに挟む「勝ち」が諸悪の根源と今になっては思います。このたまに挟む勝ちで無駄に成功体験を積み、パチンコから離れられなくなり興奮と成功を求めパチンコ屋に通ったのでしょう。

不幸中の幸いは、システムエンジニアという評判通りの多忙な仕事だったため、朝から深夜まで仕事に追われる日々で毎日のように通うことは不可能だったこと、休日も寝て終わることが多かったことで、こうしたことが救いでした。連日のように通っていたらとっくの昔に破産していたことでしょう。

その後三十歳で結婚し自由な時間は減りましたが、一人の時間ができると相変わらずパチンコ屋へ通っていました（共働きのため、妻と休日が合わない。飲み会前の隙間時間等）。

さらにその後、子供が生まれると育児に追われ、いよいよパチンコへ行く時間がなくなり、ほぼ自然消滅に近い形でパチンコを忘れることができました。

それでも若干気持ちはくすぶり、わずかな隙間時間を見つけては行ったのですが、頻度としては月に一回で二、三千円の投資くらいに落ちました。そして、コロナショックでパチンコ屋が悪者扱いされ始めたのを機に決定的に行かなくなり、思いもよらぬ形で引退することができました。

今となっては、なぜあんなに夢中になったのかと昔の自分を恨みます。

しかし、真面目に手堅く生きてきた人が四十歳を過ぎたあたりでふと道を外し、酒・博打に溺れたという例をいくつも聞いたことがあります。そういう話を聞くと「若いうちに道を踏み外しておいて良かったのかな」と思うのです。またフラフラと元の道に戻ってしまうかもしれませんが今のところ大丈夫です。

彼は、たまたま忙しい職業にあったので何とか助かったのだが、状況が少しでも違っていたら、いつパチンコで破滅してもおかしくない瀬戸際にあった。

たとえば負けが込んで借金してパチンコを打っていたら、「パチンコの負けはパチンコで取り返す」という依存者特有の思い込みで壮絶な目に遭っていたかもしれない。何にしろ彼が破滅しなかったのは幸運なことだった。

ところで、彼をパチンコにのめり込ませた要因は何だったのか。彼の手記をよく読むと、そこでもビギナーズラックであったことが分かる。

「七千円ぐらい突っ込んだあたりでしょうか。突如として台が賑やかになり液晶画面には揃った数字が……」

「気が付けば財布の中に万札が四、五枚。そのまま銀座のＪＡＺＺバーへ酒を飲みに行った……」

彼がもし、最初に大負けしていたらパチンコ依存に陥ることがなく、むしろ「パチンコは面白くない」と思って以後はパチンコホールに近寄らなくなり、堅実に金を貯めて貯金を失うこともなかったはずだ。そして堅実な生活によって、多くの時間を有意義な方面で費やして、人生をもっと実りある充実したものにできたはずだ。
つまり、大負けしていれば「真の勝者」になれた。

彼は、なまじビギナーズラックで勝ってしまったことによって、その時に手に入れた以上の経済的損失を被ることになり、それだけでなく自分の人生の時間もパチンコで浪費してしまうことになった。

パチンコ依存者の中には、たまたま勝ってしまったことによって人生を狂わされた人も大勢いるということだ。それを考えると、ビギナーズラックというのは「大きなワナ」であると考えることもできる。

そう言えば、違法カジノ・違法賭博の胴元がカモから金を巻き上げる手口は「最初にカモに勝たせてのめり込ませ、大金を賭けさせて最後に全部奪う」というものである。最初にカモを勝たせる。すなわち「ビギナーズラック」を演出する。それによって、カモの理性を奪っていく。

ビギナーズラックというのは、私たちが想像している以上に恐ろしいものなのかもしれない。「ビギナーズラックからのめり込み」という共通の破滅物語は、そういう意味で非常に示唆に富んでいる。

第二章　パチンコホール

▼世界で最もギャンブル依存症が多い国、日本

パチンコ依存の話はよく聞く。自分がパチンコにのめり込んだという経験を持つ人が多いのだが、自分の親が、自分の兄弟が、自分の友人が、会社の同僚がパチンコで大きな借金を作ったという経験をする人も多い。

パチンコ依存に関して、私のツイッターのフォロワーの方に、父親がパチンコ依存者であったことを話してくれた人がいる。

『私の家庭の話です。父親がパチンコ中毒者で数百万円規模の借金をしていたようです。お金がパチンコにほとんど呑み込まれていく光景に耐えきれず、ストレスで母は家のトイレに駆け込み嘔吐していました』

『一時は祖父の生命保険金で何とか完済したようです。しかし、やっと借金から解放されたと思いきや、父親は再びパチンコで借金をし、限界を迎えた母は離婚を決意しました。離婚するまでの間は、家庭がとてつもなくピリピリした空気に包まれていたのを記憶しています』

『他にも母から聞いた話では、私が産まれる時も父はパチンコに行っていて、産まれてしばらくしてから戻ってきたそうです』

生きていくためには誰もが金がいる。今の社会では金がないと何も始まらない。パチンコ依存者はこの大切な金を湯水の如く浪費する。この様子を「ブレーキが壊れた車を暴走させているように金を使う」と表現してくれた人もいた。

ありったけの金をパチンコで浪費し、蕩尽し、持ち金がなくなったら次々と借金を繰り返してすべてパチンコに注ぎ込んでいく。まさに「ブレーキが壊れた車を暴走させている」かのように金をパチンコに捨てるのだ。

やめなければいけないのは分かっている。分かっているのだが止められない。それが、パチンコ依存症である。新宿で取材に応じてくれたパチンコ依存者のひとりは、私にこのようにつぶやいたのが印象に残っている。

「パチンコなんか、やめようと思ったらやめられる。まわりは中毒だと言うけどね。俺は別に中毒になったとは思ってへん。パチンコなんか楽しくなんかない。でも、やめる前にもう少し金を取り返したいんだよ、もう少し。結構負けたからね。今やめるわけにはいかないんだ」

金を追って金を失う。失うのに儲かると思い込む。それがまさしく「ギャンブル依存」の特徴でもある。

＊

世界で最も「ギャンブル用電子ゲーム機」が多い国はどこか。日本だ。『ゲーム機械世界統計2016』では、世界に存在する七八七万六四三台の「ギャンブル機」のうち、四五七万五八〇七台が日本にあると記されている。そして、そのほとんどがパチンコ台である。

世界で最もギャンブル依存症が多い国はどこか。日本である。二〇一七年三月三十一日、厚労省統計は「生涯で依存症が疑われる状態になったことのある人」は二・七％だと推定し、国勢調査から推察し、約二八〇万人がギャンブル依存症だと推定した。

もっとも、この推定値は非常に曖昧だ。厚労省統計はこの調査の二〇一四年八月二十日にも調査発表を行っており、その時は「約五三六万人が依存症だ」と発表していた。

わずか数年で二五六万人の依存症患者が消えるのは奇異に思える。しかし厚労省統計は、「調査方法が違うので増減は評価できない」と発表した。

ちなみに、二〇一七年の調査は統合型リゾート（ＩＲ）整備推進法の絡みで「ギャンブル依存症の整備が必要ではないか」という観点から行われたものだ。

そのため、ギャンブル依存症の患者が激増する懸念から統合型リゾート（ＩＲ）に反対しているギャンブルオンブズマン（ギャンブル依存症を生む公認ギャンブルをなくす会）の会員などからは「政府はＩＲを促進するために、わざと依存症患者の数を減らしたのではないか？」

との声も出ていた。
この数字の信憑性が問題になった約半年後の九月二十九日、今度は中間結果として「生涯で依存症が疑われる状態になったことのある人は三・六%」と推定し、「約三二〇万人が依存症だ」と推定値を出した。

二〇一四年八月二〇日　　五三六万人
二〇一七年三月三十一日　二八〇万人
二〇一七年九月二十九日　三二〇万人

どの数字が実態に即しているのかはともかく、日本には「三〇〇万人近くのギャンブル依存症か、依存症だった」ということは確かだ。そして、この中の八割をパチンコ・パチスロが占めている。

＊

「レジャー白書２０２０」によると、年間一回以上、パチンコ・パチスロをした人の数である「参加人口」は約八九〇万人であると報告されている。

パチンコホールも、パチンコ・ユーザーも減っている。しかし、それでも今なお約八九〇万人の参加人口があり、二〇〇万人から三〇〇万人がヘビーユーザーで、約五六万人を依存症にしているのだから、凄まじい業界だ。

パチンコホールの数は、警察庁生活安全局保安課によると二〇一九年末時点で九六三九店だった。とすると、一店舗あたり約五八人のギャンブル依存症を抱えている、あるいは生み出していることになる。

パチンコホールはどこにでもある。都市部では、一駅ごとに数店舗が駅前にあるのが確認できるはずだ。この店舗のひとつひとつに、人生が破壊され、廃人同様になってしまうほど「金を搾取されている」依存者が数十人もいると考えると、ぞっとする。都市部の駅前、あるいは地方の道沿いにどこにでもあるパチンコホールが、そうしたギャンブル依存症を「量産している」ということに日本の問題がある。

駅前や道ばたにパチンコホールという最悪の「ワナ」が仕掛けられている。中野で「パチンコ離婚をした」と話してくれた荒木絵里さんも、「ホールの前を通ると磁石みたいに引き寄せられる」と私に話した。

パチンコホールの前を通ると誰かが出入りするたびに、中から猛烈な爆音が洪水のように襲いかかってくるが、私たちにとってはただの「迷惑な騒音」に過ぎないこの音は、パチンコ依存者にとっては「誘惑の合図」のように作用している。

パチンコホールの派手派手しい外観と爆音は、依存者の理性や知性を一時的に奪うのか、まるで洗脳されてしまったかのように中へと吸い込まれていく。

二〇二〇年十二月、私はそんな中にどっぷりと浸って生きてきた「パチンコのプロ」に会ってみた。

▼品川にて。大手が零細を淘汰していく

ＪＲ品川駅の高輪口を降りると、目の前は第一京浜（国道十五号）なのだが、これを渡ると目の前に『スーパーハリウッド品川』というパチンコホールがある。

パチンコ五百四十四台、パチスロ二百十六台、全七百六十台が稼働するやや大きなパチンコホールなのだが、二〇二〇年十二月のある日、私はここでひとりの男と一緒にパチンコホールを歩きながら耳元で解説を受けていた。

緑のダウンジャケットを着た、歯切れの良い話し方をする三十三歳の和田洋二さんは、長くパチンコで食っていた「パチプロ」のひとりである。知り合いのツテを頼って私は彼と知り合った。

和田さんのテリトリーは横浜一帯なのだが、一時はパチンコで月三百万円も稼いだという人だ。和田さんによると「多くのプロがそうだ」というのだが、プロは決して一店舗で稼ごうと

しない。

パチンコには「出やすい台」が日々変わり、ホールによっても出る日と出ない日がある。グランドオープンをする店、あるいはリニューアルをした店、あるいは「強イベント（強めのイベント）」をやっている店など「出やすい環境」「当たりやすい台が多く設定されている日」などがあったりする。

だから、プロは自分の広いテリトリーにあるパチンコホールを何軒も回って、その中で最も「確率」が高い店と台を見極めて、そこで勝負する。和田さんは横浜市中区にある関内がテリトリーなのだが、場合によっては川崎から品川まで遠征することもしばしばあり、取材時にはわざわざ品川にまで出てきてくれたのだった。

折しも中国発新型コロナウイルスの感染拡大が報じられていた時期であり、パチンコ店も大きなダメージを受けている。店に入るなり、和田さんは「この人数だとホールは赤字だと思いますよ」と私に言った。

ホールが赤字だとどうするのか。客から絞り取るしか店が生き延びる方法はない。さもなくば倒産する。ホールが赤字だと客にしわ寄せがくる。そういうこともあって「ここで勝負するのは厳しいでしょうね」と和田さんは事もなげに言った。

なるほど、と思いながら私はうなずく。客の入りや、ホールの営業状況によってもプロは情報が得られると思い知った瞬間だった。

2020年度 パチンコホール大手売上高

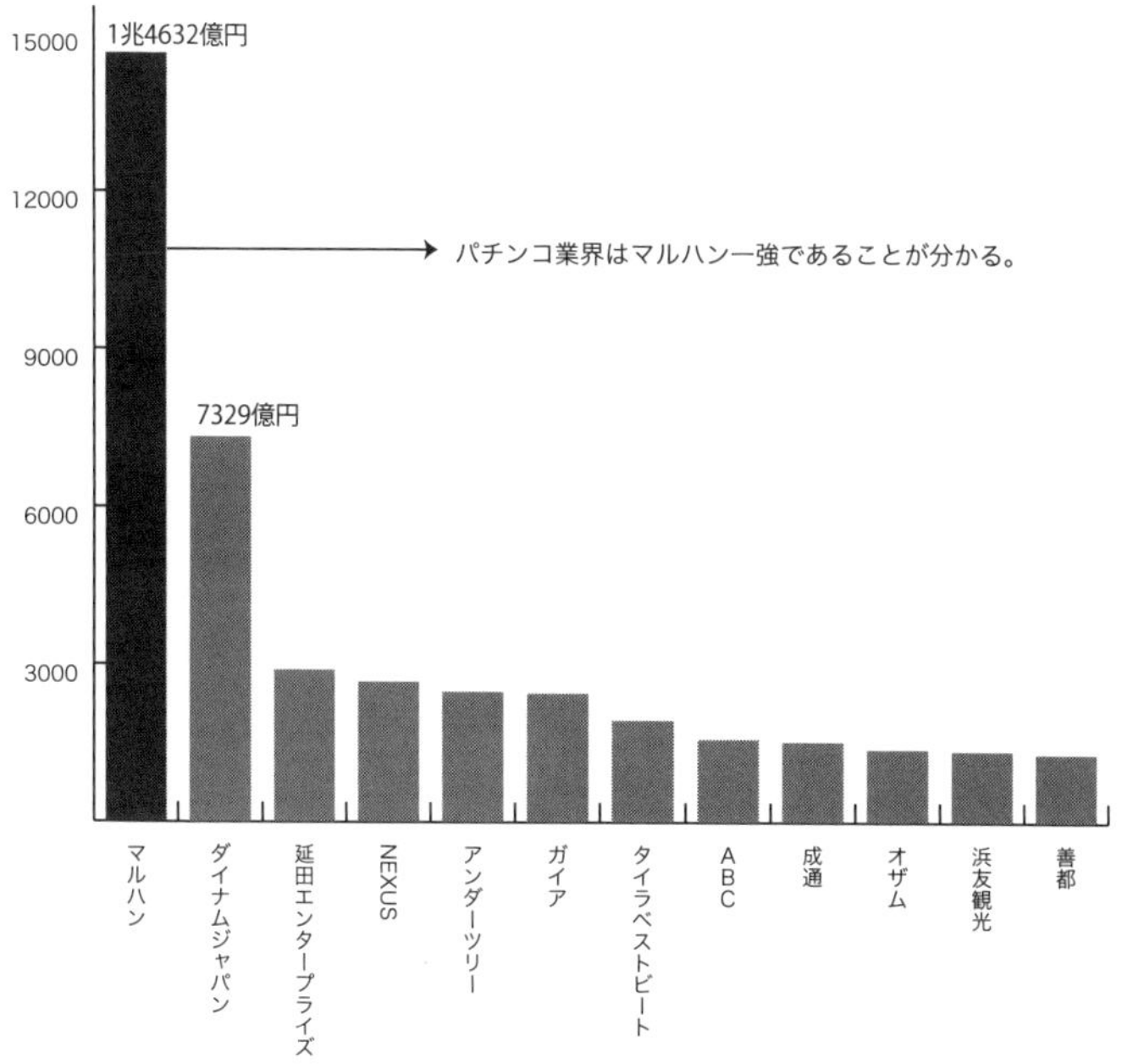

＊

　一緒にフロアを見ながら、和田さんは「あの人は今、二万円くらい儲けてますよ。でも、素人がたまたま出しているだけですね」とか「ここに座っているのはみんな素人」とか「あの人は依存症でしょうね」とたて続けに私に言った。打っている台の状況や種類、釘の締まり、打っている人の仕草、そして客の入りや動きを現状把握すると、ホールや客の状態がだいたい読めるようになるようだ。

　ちなみに釘なのだが、和田さんが「この台の釘は締まっているじゃないですか。だから駄目なんです」と言うので私は目を凝らしたのだが、どう見ても締まっているのか開いているのか私には判別ができなかった。和田さんは「ある程度のプロだとそれが分かるんです」と私に言った。

ちなみに、釘の具合が微妙で目視できないとしても、回してみればある程度分かるので、駄目だと思えばすぐに違う台に移るのがプロだということだ。

和田さんが「あの人は依存症」と言った人を見ると、その人は六十代くらいの女性で、いかにも切羽詰まった、それでいて半ば投げやりになっているような表情で台に向き合っている人だった。

パチンコ依存というのは「パチンコを打つ習慣が続いている人」なので、テリトリー内のパチンコホールでは毎日朝から晩までパチンコを打っている人は嫌でも顔を覚える。そういう人は間違いなく依存症だと分かるようだ。

逆に言えば、「この人は毎日来てるな」と思うくらいになると、自分もまた毎日来ているということになるのだから、「自分自身も依存症だ」ということになる。

「この人は素人だというのはすぐに分かるんですか？」

「ある程度分かりますよ。この台が好きだからと打っているような人はみんな素人ですね。あと、当たり前ですが仕事帰りに来ている背広のサラリーマンも当然プロじゃないです。それは見たら分かりますよね」

「女性はどうなんですか？」

「おばあちゃんで来ている人は、ほとんど依存症ですね」

和田さんは、そう言った。後で調べてみると、厚生労働省の二〇一四年の調査では「日本のギャンブル依存症の四割近くが高齢者」だと、データが出ていた。若い頃から依存したまま歳を取ったということなのだろう。

＊

パチンコでは、多くの人が最後には負け、それでも粘ってのめり込んでいくと、最後には借金まみれになって地獄に落ちていく。客観的に見ると、どう考えてもパチンコは「勝てないゲーム」であるように私には思える。

しかし、地獄に落ちたパチンコ依存者たちの中には「パチンコで食べているパチプロも確かにいる。だから、やり方さえ分かったらパチンコで儲かる」と言う。「パチンコで食べていける」というのは本当なのだろうか。

「攻略法を知っていれば、パチンコで食べていけます。ただ、ここ最近は環境が厳しくなってきていて攻略法はなくなりつつあります。だから、正確に言えばパチンコで食べていけたというのが適切なのかもしれません」

和田さんは私にそう言った。

「パチプロは減っている、パチプロが淘汰されてきているということでしょうか？」

「はい。ただ、最初に淘汰されていった人というのは、昔ながらの攻略法で勝っていた人です。昔はパチンコホールが潤《うるお》っていて、客寄せのために良い設定をどんどん置いていた時代がありました。それをピンポイントで狙って食っていくというのが攻略法だったんです。でも、ここ最近はギャンブル性の高い台がどんどん規制されていったんですね。四号機の切り替えで馬鹿みたいに負けてくれる台が減った上に、さらに追い打ちをかけて、最近の台は勝てる確率も減ったんです」

「客寄せのための台が減ったんですね」

「はい。それで、つまらないじゃないかと、どんどん一般ユーザーも離れていっています。そうすると、店も利回りが悪くなっていって、ついに赤字経営になっていって、最近はとっとと閉めようかという話になって閉店ラッシュが続いている。それと共に、客寄せのための台を狙っていたパチプロが最初に淘汰されたんです」

「なるほど。和田さんはどうなんですか？」

「僕は客寄せのための台を狙っていたパチプロではなくて、自分で見つけた攻略法を使ってやってたんです。だから、ちょっと違うんです」

「その攻略法というのは今でも使えるんですか？」

「攻略法が使える台は特定の機種のみです。その機種がお客さんに飽きられてどんどん減ってきて、それで稼げなくなってきています。その台も減ってしまって、最近は客寄せの台を打っ

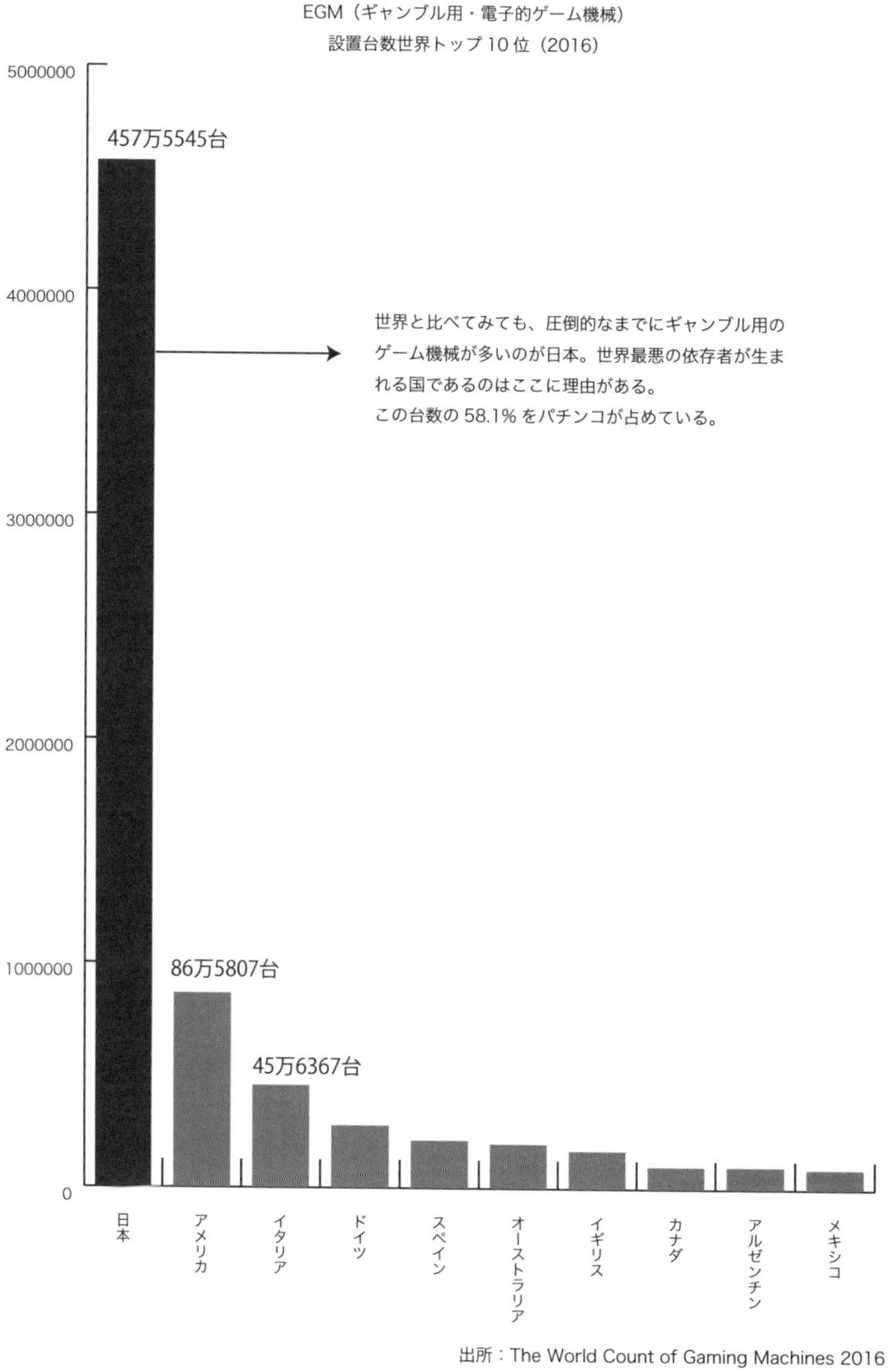
EGM（ギャンブル用・電子的ゲーム機械）
設置台数世界トップ10位（2016）
5000000
4000000
3000000
2000000
1000000
0
457万5545台
86万5807台
45万6367台
世界と比べてみても、圧倒的なまでにギャンブル用のゲーム機械が多いのが日本。世界最悪の依存者が生まれる国であるのはここに理由がある。
この台数の58.1%をパチンコが占めている。
日本
アメリカ
イタリア
ドイツ
スペイン
オーストラリア
イギリス
カナダ
アルゼンチン
メキシコ
出所：The World Count of Gaming Machines 2016

てくれと店に言われる台を打つしかなくなってきている。だから、そろそろ撤退かな、と思っています」

「攻略法って、誰が教えてくれるんですか？」

「自分で見つけました」

「攻略法を売ってる人もいるとか？」

「僕も数十万円で情報商材を売っていました。だけど、同じ縄張りの人には売りません。同じ攻略法を使っているとバレてしまい、自分も締め出されるから。宮崎とか、埼玉とか、自分と競合していないところの人に教えてやる、という感じですかね。それに、あんまり得体の知れないところに出すと、それが拡散されたら僕も終わりになる。だから、それを教えるのは片手で数えても足りるくらいの人だけです。大っぴらに売れないのがパチンコの攻略法なんです」

＊

「パチンコホールはあっちこちにありますけど、勝負する店はどこでもいいのですか？」

「零細のパチンコホールはあんまり入りたくないですね。零細は生き残れない、台を交換する体力がなくなりますから、最終的には淘汰されると思います。今じゃ零細はどこに行っても客いないですから。一般客としても、零細に行きたくないんです」

「どうしてですか？」

「隣に馬鹿がいると安心できるんですよ。同じ負けている馬鹿がいると安心できるんです。ひとりで負けていると、居たたまれないんですよ。負けている奴が隣にいれば、向こうに大勝ちしている奴がいてもちょっとは安心できるじゃないですか。だから一般客も零細のパチンコホールには行かなくなりますね。客が客を呼ぶという言葉を聞いたことないですかね？　あればパチンコホールに当てはまると思うんですよ」

「立地が良くても駄目なんですか？」

「立地が良くても零細パチンコホールは駄目ですね。たとえば、新橋の駅前に零細パチンコホールがあるんですけど、客が入らなくて潰れかけてます。新橋ってすごい立地がいいじゃないですか。でも、そんなレベルなんです。客がいないのを見ると、一般客もプロも『勝てないから誰も入らないんだろう』、と思うわけです。だったら、大手に行きますよ。どうせ負けるんだったら……」

「なるほど、そういう心理もあるんですね。それで零細が淘汰されて大型店だけが生き残る」

「そう思います。マルハンとかエスパス日拓みたいな大手が生き残ると思います」

二〇二〇年三月に警察庁生活安全局保安課が発表した資料『令和元年における風俗営業等の現状と風俗関係事犯の取締り状況等について』によると、パチンコ店舗数は年々減っていて三十八年ぶりに一万店を割り込むという事実が報告されている。店舗数は明らかに減っている。

その内訳を見ると、一千台未満の店はどんどん減少しているのだが、逆に一千台以上の店は増えているのである。パチンコホールは大型店舗のみが生き残っており、零細が潰れて寡占状態に入りつつあるということを意味している。

ちなみに、パチンコ業界の主要プレイヤー上位十社は次の企業である。

マルハン、ダイナムジャパンホールディングス、ガイア、タイラベストビート、延田エンタープライズ、NEXUS、一六商事、善都、オザム、アンダーツリー。業界トップのマルハンは二〇二〇年三月三十一日時点で、一兆四六三二億七〇〇〇万円もの売上高を報告している。

▼大宮にて。日本最大のパチンコホール『楽園大宮店』

現在、パチンコホールは小規模店が淘汰されて大規模店に集約される流れになっているのだが、そんな中でも「設置台数日本一」を誇る超巨大パチンコホールが埼玉県さいたま市の大宮にあった。

パチンコホールは二〇〇四年七月から規制強化が始まっており、四号機から五号機への入れ替え費用を捻出することができなかったパチンコホールが次々と倒産した。その結果、資金力のあるパチンコホールが弱肉強食の中で生き残り、ますますホールを巨大化させることによって生き残っていくという光景を目の当たりにするようになった。

二〇二〇年三月の警視庁の統計資料『令和元年における風俗環境の現状と風俗関係事犯の取締り状況等について』では、五〇〇台未満のパチンコホールは減少しているのだが、逆に五〇〇台以上のパチンコホールはじわじわと店舗を増やしていることを報告している。

そんな中、二〇一八年のリニューアルで、日本最大規模のパチンコホールとなったのが『楽園大宮店』だった。

パチンコホールの備付台数別は、三〇〇台から五〇〇台が三五・八％となっており、この規模が「普通」なのだが、『楽園大宮店』は二〇一八年の段階で「三〇三〇台」を謳っていて、桁違いに大きなパチンコホールであることが分かる。平均の六倍もの大きさのパチンコホールなのである。

いったい、どんなところなのだろうか。

ＪＲ大宮駅の東口を出て左側に歩いていくと、この『楽園大宮店』はすぐに見つかる。入口は複数あって、目立つ大通りからも入ることができる上に、そのうちのひとつは人通りの多い商店街からもブラリと入ることができるようになっている。

入口には、最新台がどんどん設置されていることが宣伝されていた。この時も、四種類の最新台が、計百二十四台も導入されていることがポスターにデカデカと書かれていた。

中に入ると、パチンコ特有の音の洪水がどっと押し寄せてくるのだが、通常のパチンコホールと違って空間が広くて密閉されている感がない。

＊

入口でも三〇三〇台が設置されていて、日本で最大級のパチンコホールであることが喧伝されていたのだが、入った瞬間にそれが分かるほど店内は広い。地下一階から三階まであって、四フロアがそれぞれ機種ごとに区分けされていた。

「四パチ」と呼ばれる通常のパチンコと共に三階には「一パチ」と呼ばれるパチンコも用意されている。

パチンコというゲームは、パチンコ玉を店から借りる仕組みになっているのだが、四パチというのは一玉四円で借りるという意味である。一パチというのは一玉一円で借りるという意味となる。

四パチはゲームによって一日数万円から数十万円を儲けることができるのだが、一パチは賭博性が薄められていて、大儲けできない代わりに大損もしないという形になっている。

大儲けできないと面白くないと思う人も多いのだが、少ない金で長く遊べるということに意味を見出す人もいる。金がない客や一瞬で金を失いたくない客が「一パチ」の方を利用する。

SAGS（ギャンブル依存症克服支援サイト）の責任者である奥井隆さんに聞いたところによると、「女性は一パチ・五スロなど、低い交換率のお店に行くことが多い」ということなので、すぐに三階の「一パチ」のフロアをのぞいてみた。確かに言われた通りで、女性が何人もそこに座って台と戦っていた。

　パチンコをしない人たちは「高齢の女性はパチンコをしない」という固定観念を持っている人も多いが、「一パチ」のフロアを見ると、すぐにそれが思い違いであることが分かる。六十代どころか、明らかに七十代であると分かる女性が何人も台に座っている。

　心なしか、「一パチ」の方は高齢層が多いように見えた。射幸心に釣られてはいるのだろうが、「何が何でも大きく勝ちたい」という切羽詰まった世界から逃れて、ただ時間を潰しながら「あわよくば勝てたらいい」という心持ちなのか。

　しばらくあちこちのフロアに行ったり来たりしていると、休憩所に六十代あたりだと思われる白髪でくたびれた作業服のような紺のジャンパーを着た男性がいた。

　私は何となく隣に座り、しばらくして「調子はどうですか？」と声をかけた。この男性は、いきなり声をかけられて戸惑ってはいたが、「今は勝てないね」とポツリと言った。それからこの男性に「あんさんも負け？」と尋ねられたので、私は黙ってうなずいた。すると、男性は再び言った。

「まぁ、そんなもんでしょう」

「パチンコは長いんですか？」

「長いっちゃ長いね。ずっとやってるからね」

「儲かりました？」

私が尋ねると、白髪のこの男性はこんな質問をされるとは思ってもいなかったようで、しばらく沈黙した後にこのように言った。

「ギャンブルだから勝って負けてだよ。だいたい負けるね」

*

私は『楽園大宮店』の地下一階から地上三階まで、エスカレーターでもう一度見てみたのだが、それにしても驚くのは三〇三〇台もの機械を揃えているこのパチンコホールの「広さ」である。郊外の一〇〇〇台規模の大型店を含めて、あちこちのパチンコホールに行き来しているパチンコ経験者も初めてこの店を訪れると、あまりの広さに驚くというほどだ。

当初、この『楽園大宮店』と張り合う形で『マルハン』も存在していた。しかし、『楽園大宮店』のなりふり構わない拡張路線に怖じ気づいて閉店してしまった。大宮はさいたま市の中の主要都市であり、人口約五十一万人の大宮を押さえることは意味があることだったのかもしれない。

二〇二〇年の後半は、新型コロナウイルスの感染者が全国でどんどん広がっている頃だったが、埼玉県でも感染者が拡大している時だった。しかし、それでもこの『楽園大宮店』の新台の機種にはびっしりと人が張り付いて、マスクをしたまま鬼気迫る目で台を見つめているのだった。

鋭い目つきの女性もいた。彼女はグレーの分厚いコートにマフラーをしたまま「ぱちんこAKB48ワン・ツー・スリー！ フェスティバル」という台に座っていた。スマートフォンで攻略サイトのような画面を出してそれを食い入るように見つめながら、同時に目の前の台とも格闘していた。マスクで顔半分を隠していたので分かりにくいのだが、感じからすると三十代くらいの女性に見える。

三十代の女性といえば、土曜日の昼間は忙しいように思うのだが、そうでもないのだろうか。他にも三十代とおぼしき女性がポツリポツリと、それぞれの台に座っていたのだが、誰もが無言で台を凝視している。

ただ、全体を見るとやはり圧倒的大多数は男性であるのは間違いない。厚生労働省は二〇一七年にギャンブル依存症の疑いのある人を男女比で分けたデータも出しているのだが、これによると、

男性は六・七％
女性は〇・六％

となっていて、統計的にもギャンブル依存者は圧倒的に男性の方が多いことが分かっている。男性は女性の十倍である。だからではないが、『楽園大宮店』の客の構成比も何となく男性十人に女性一人のような数になっているのが興味深かった。

第三章　それは夢の墓場

▼銀座にて。ギャンブル依存の入口は夢を見ることから始まる

「馬も、ボートも、自転車も全部やったね。賭け麻雀も徹夜でやったし、ヒマさえあったらパチンコもパチスロもやってる。トランプ賭博もやったし、宝くじは買ってたし、TOTOも、サッカーくじも、賭け事は何でも好きやった」

取材中、新宿・歌舞伎町で出会った人がいる。彼はギャンブルが好き過ぎてホームレスにまで転がり落ちていたのだが、彼が言うまでもなくこの世にはありとあらゆるギャンブルが満ち溢れている。

競馬、競艇、競輪、オートレース、賭け麻雀、パチンコ、パチスロ、宝くじ、TOTO、ロトくじ、ナンバーズ、サッカーくじ、非合法カジノ、花札、トランプ賭博、双六賭博、バカラ、ポーカー、サイコロ、スポーツ賭博、賭けゴルフ、賭けビリヤード、オンラインカジノ、FX（為替証拠金取引）、先物……。

当然、ギャンブルに取り込まれる人は大勢いる。なぜ私たちはギャンブルに取り込まれてしまうのか。池袋の風俗で働く美緒さんは「風俗の仕事がダメになってもパチンコで食べて行けるかも、ぶっちゃけ遊んで食べていけるかも、って夢を見ました」と私に言った。

夢を見る……。

美緒さんのこの言葉が私の脳裏から離れなかった。

誰でも金が欲しい。「金なんかいらない」という人などいない。みんな金が欲しくて欲しくてたまらないはずだ。私たちは資本主義の世の中で生きていて、生きていくためにはどうしても金が必要だ。しかし、金を稼ぐのは大変だ。うつ病の人が集まるある掲示板では、このように書いている人がいた。

「朝から晩まで働き、他人に媚びを売り、やりたくないことをやり、疲れても休めず、ストレスがたまり、気が狂いそうだった。心も身体も壊れた」

似たような思いをしている人は多い。それでも、私たちは仕事を放り出すわけにはいかない。そんなことをしたら仕事を失うし、仕事を失ったら貯金もなくなるし、路頭に迷う。「社畜だ、資本主義の奴隷だ」と思いつつ、それでも仕方なく働く。

「好きを仕事にしろ」というが、好きを仕事にできて稼げる人は一握りだ。多くの人は食べていくために、好きでもない仕事に就いて生きるためだけに働く。しかし、働いても働いても金が貯まらない。

『金持ち父さん』シリーズの著書であるロバート・キヨサキ氏はこの状態を「ラットレース」と表現した。回し車の中で走っても、ネズミは一向に前に進まない。必死で走っても同じだ。社畜の人生もまたラットレースの人生である。

この地獄のラットレースから抜け出したいが、どうにかできないものか。何とかこの地獄から抜け出す方法はないのか。手っ取り早く、一瞬で金持ちになれる「楽な方法」はないのか。資本主義の抜け道《チート》はないのか……。

「夢」はないのか？

＊

二〇二〇年十二月の初旬。この日、私はどうしても見たいものがあって銀座の数寄屋橋交差点にいた。ここには日本で最も有名な宝くじ売り場「西銀座チャンスセンター」がある。昭和三十五年（一九六〇年）にオープンしたこの宝くじ売り場は、今もなお多くの人たちを惹きつけており、都民だけでなく他の県からもわざわざ宝くじを買うためだけに「西銀座チャンスセンター」にやってくる。

宝くじ券など買おうと思ったら全国どこでも買えるのに、なぜわざわざ銀座で買う必要があるのか。それは、「ここが当たりを多く出した場所」だからである。言ってみれば、宝くじ売り場の「聖地」なのだ。「西銀座チャンスセンターは平成から令和だけでも五〇三人が億万長者になった。総額八三九億円が当たっている」とか「年末ジャンボ当選実績は二十九年連続で

「一等当選」とホームページでもデカデカと宣伝されている。

そして、テレビもまた派手派手しくこの「西銀座チャンスセンター」を取材するので、ますます有名になって人が集まるようになった。二〇二〇年十一月二十四日発売初日も、マスコミが何社もやってきて宝くじを購入する人たちを撮っていた。

西銀座チャンスセンターの中でも、特に一番窓口は、一九九二年にテレビが「一等に当選した人は一番窓口で買った」と放映した結果、ここだけが長蛇の列となる。

私が訪れたこの日は幸いにして晴天だったが、風は冷たく指先がかじかんだ。西銀座チャンスセンターは十時から開くのだが、十一時頃に行くとすでに並んでいる人は数百人に及んでいて列の最後尾がどこなのか分からないほどになっていた。

窓口から建物に沿うように人が並んで、ガード下を越えてさらに列が続く。並んでいる人は若い人もいるのだが、ほとんどが中高年で中には七十歳をとっくに過ぎているとおぼしき人も大勢いた。

言うまでもないが、宝くじで一等が当たる確率はよく見積もっても一千万分の一程度しかない。西銀座チャンスセンターで買ってもこの確率を劇的に高めることはできないというのが一般論だ。

しかし、それでも、こんなにも大勢の人が寒空の中で何時間も延々と並んでいるのである。

考えてみれば、宝くじに必要なのは「それを買う」という労力だけだ。それだけで大金が手に入るかもしれない。一億円が当たるかもしれない。いや、三億円が当たるかもしれない。死ぬほど運が良ければ、十億円当たるかもしれない。それは、まさに資本主義の抜け道《チート》に見える。

＊

しかし、宝くじは確率が低い。当たるとしても、一千万人に一人だとかそんな確率だ。買わなければ当たらないのは確かだ。しかし、当たる可能性はあまりにも低い。そんなことは誰でも分かっている。

「宝くじは夢を買っているのだ」

いろんな人がそのように言って弁解する。宝くじを買う人は「確かにそれは夢かもしれないが、本当に当たった人はいるんだ。当たった人がテレビに出て自慢しているじゃないか」と私に力説する。どんなに確率が低いという話をしても通用しない。彼らの頭の中には自分が当たった時の妄想しかない。

宝くじは、彼らにとっては「夢」なのだ。苦労もなく、ストレスもなく、一瞬で金が手に入る可能性がある。もし当たったら大金が口座に振り込まれ、一瞬で大金持ちになる。親兄弟親戚、友人同僚知り合いの嫉妬が目に浮かぶ。

好きなものは何でも買える。欲しいものは何でも買える。一億円でもすごいが、もし間違えて十億円なんか当たったら最高だろう。仕事なんか速攻で辞め、死ぬまで遊んで暮らせる。贅沢三昧だ。家でも車でも何でも買いたい放題だ。愛人も手に入るかもしれない。恋人も一瞬でできるだろう。悩みも消え、苦しみも消えるはずだ。この世は一瞬で極楽になる。

もし当たったら、そういう天国のような生活が待っている。

彼らはそれを、とめどなく「妄想」し続ける。

しかし、買えども買えども大当たりはしそうにもない。発表される数字を心待ちにするが、かすりもしない。一度買っただけでは当たらないのだろうと思って毎回毎回買うのだが、やはり当たらない。

一年経ち、二年経ち、三年経っても当たらないと、やがて現実が見えてくる。一千万分の一という確率の悪さが身に染みて分かってくる。しかし、宝くじは「買わなければ当たらない」ので、仕方なく買い続ける。

「夢」を見てしまった以上、実現するためには買わざるを得ない。そして何年も何年も裏切られ続け、やがてそれは「夢」ではなく、「夢」を食い物にした「貧困層の税金」であることを思い知ることになる。それでも、買わずにはおられないのだ。

西銀座チャンスセンターの窓口で冷たい空気の中を何時間も並んで「運」を買おうとしている人たちを見ると、「ギャンブル依存の入口は夢を見ることから始まる」という現実が見えてくる。

▼西成区にて。金がないから、小遣いを稼ぐために大金を失う

「宝くじなんか買っても当たらないだろう」
「ギャンブルなんかやっても金持ちになれないだろう」
「パチンコやパチスロに狂っても生活は楽にならないだろう」

誰もがそれを分かっている。しかし、もしかしたら金を手に入れることができるかもしれない「わずかな可能性」もある。可能性は低いかもしれないが、「ゼロ」ではない。だから、そのわずかな可能性に賭けるしかない人たちもいる。

それは、何も持たない人たちである。正攻法では、もう社会で這い上がれないのは分かっている人たちである。何も持っておらず、社会からも期待されず、完全に見捨てられてしまった人たちである。

日本には日雇い労働者が集まる場所がある。そこには簡易宿泊所が林立していることから「ドヤ街」と呼ばれている。ドヤというのは宿《やど》を逆さまに言った言葉なので、平たく言えば「日雇い労働者が集まる安宿が集まっている場所」をドヤ街と呼ぶ。

日本には「三大ドヤ街」がある。東京・台東区にある「山谷《さんや》」のドヤ街、大阪にある「西成《にしなり》」のドヤ街、神奈川県にある「寿町《ことぶきちょう》」のドヤ街がそうだ。

ここに、社会から見捨てられた「何も持たない人たち」が集まっている。

もうすでに、どのドヤ街も日雇い労働者が高齢化してしまって、彼らは生活保護費をもらいながら簡易宿泊所に閉じ籠もっている。そのため、ドヤ街は「労働者の街」から「福祉の街」と呼ばれるようになりつつある。

このドヤ街の、いずれも高齢者の娯楽は居酒屋とカラオケ屋とパチンコ屋である。特に生活保護費の受給日になると、その金を握りしめて高齢者がパチンコホールに向かう姿が日常になっている。

私は、この三大ドヤ街をしばしば訪れているのだが、これらの地区にあるパチンコ屋に行くと高齢者がパチンコやスロットに群がって、朝から晩まで台にしがみついている姿が目に付く。仕事がない彼らだが、皮肉なことにパチンコホールの中にいる彼らは、まるで仕事に就いている職業人のようにも見える。

＊

生活保護は税金で成り立っているのだが、その税金で支給された金をパチンコで使ってしまうという実態がテレビで放映されたことがあった。二〇一二年の頃だ。

この頃、ある売れっ子のお笑い芸人の家族が生活保護で暮らしていて、役所からそのお笑い芸人のもとに「ご家族に力を貸してくれませんか?」と連絡があったのを拒絶して、「タダでもらえるんなら、もろとけばいいんや」と言ったのがすっぱ抜かれて大騒ぎになっていた。

この流れで、生活保護費をパチンコに注ぎ込む人もいるということで、ドヤの住民の「パチンコ三昧」が報じられたのだった。これを見た納税者は「我々が必死で働いて納めた税金をもらって、奴らは仕事もしないでパチンコで遊んでる。許せない」と怒り心頭に発していた。

その後、毎年のように「生活保護でパチンコとは何事だ」とテレビが放映するようになったのは、恐らく「生活保護でパチンコ」という社会の不条理を映すのが視聴率が良かったからなのだろう。


生活保護費をパチンコで無駄に散財するドヤの高齢者たちの姿がクローズアップされている頃、私はちょうど大阪・西成のドヤに泊まり込んでいた。労働者たちの中をフラフラとさまよい歩いていたのだが、食事に行った先の商店街ではパチンコホールの前に自転車が乱雑に置かれているのが目に付いた。中をのぞくと老いた「元」労働者がびっしりと台に張り付いていている。

世間は彼らを袋叩きにしている。しかし、彼らは他人事だった。世間が何を言おうと改める

指定都市別 2019 年度生活保護受給世帯数

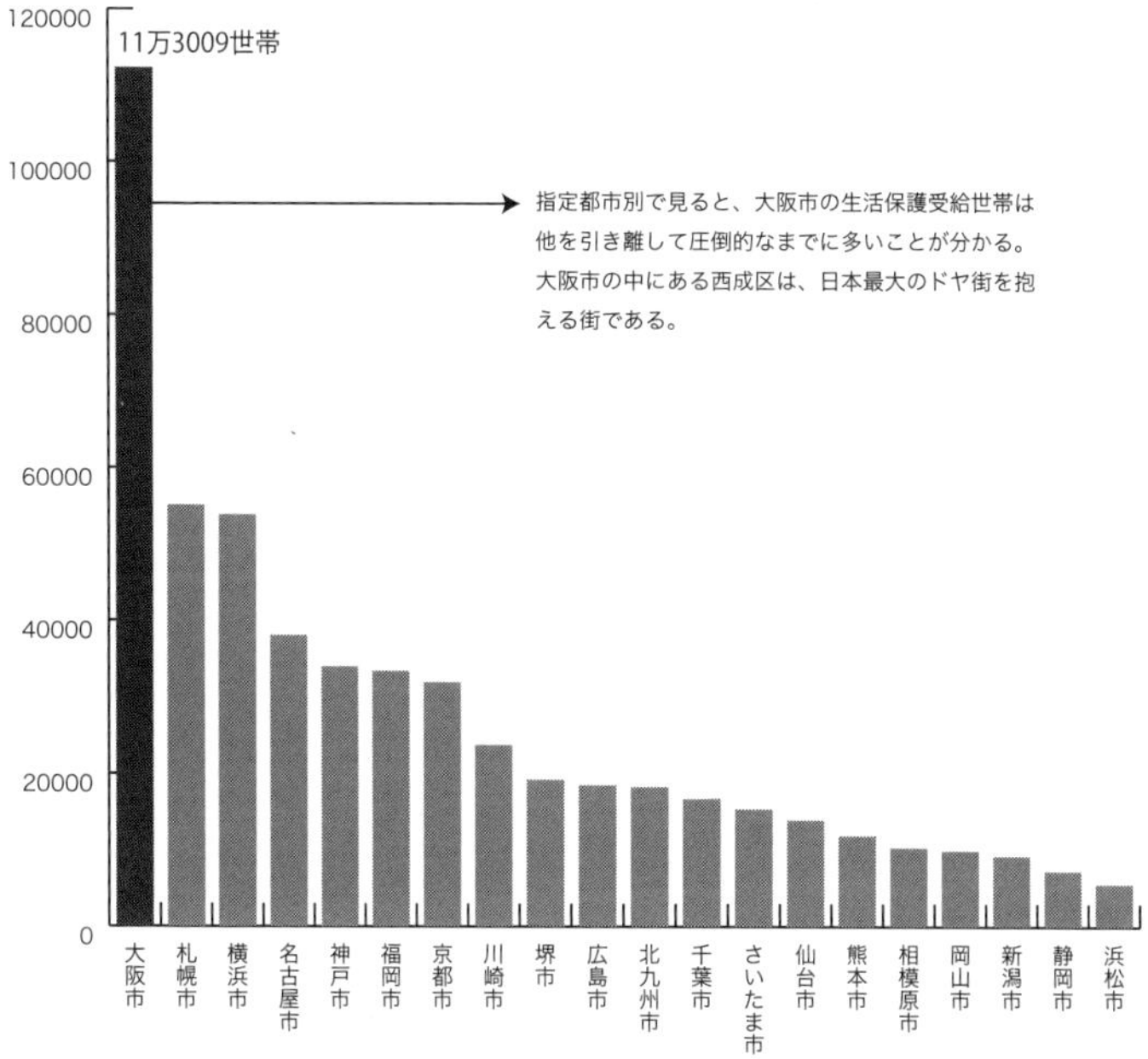

出所：厚生労働省・被保護者調査

ことはない。実際、この労働者の街にはそちこちにパチンコホールがあって、どこも労働者で満杯だった。

他のドヤ街でも同じだ。二〇二〇年のコロナ禍の中、私は神奈川県のドヤ街である寿町にも訪れているのだが、この時もパチンコホールをのぞいてみると、やはり労働者たちでびっしり埋まっていた。そのパチンコホールはドヤ街のど真ん中にあって、金のない労働者あがりの高齢者しか来ない。ここで生活保護を受給して生きながらえている人たちがパチンコに狂っていたのだ。

彼らには世間の批判も関係ない、コロナ禍も関係ない。ただただ、パチンコに洗脳されたロボットのように、無表情で延々とパチンコ台と向き合っているのだった。「依存者はパチンコ台に向き合って現実と向き合わない」という言葉を思い出した。現実に向き合わない彼らは、パチンコ台を通して見果てぬ夢を見ているのか。

＊

こうした労働者あがりの生活保護受給者たちが山谷・西成・寿町のどこのドヤ街にもおびただしく存在する。実は、巨大なドヤが集まる大阪の西成区は生活保護受給率で全国一位のエリアである。区民の四人に一人、二万六八〇六人が生活保護受給者だ。四人に一人が生活保護受給者とは、想像を絶するエリアである。

それにしても、そんなに簡単に生活保護を受けられるものなのだろうか……。

私はとても不思議に思った。そこでホームレスを福祉アパートに入れて生活支援をしている西成のある一般社団法人の相談支援員のひとりに会いに行き、「生活保護費って、そんなに簡単に出るものですか？」と聞いた。答えはこうだった。

「西成は、出ます。僕らが関わっていると、基本的に断られることはないと思います。よほどのことをしない限りは。受給した後も、就職活動とか言われたことをやってたら、ちゃんと継続してもらえます」

相談支援員は即答した。

「路上生活者は屋根があるところで生きることができます。福祉アパートは部屋が埋まって経営が成り立ちます。僕らは福祉アパートからバックが入ります。ケースワーカーさんは申請者を調べる手間が省けます。みんなが、メリットがあるわけです」

「どんな流れになっているんですか？」

「路上生活者に、とりあえずこの福祉アパートの三〇一号室にでも住みや、と。了解してもらったら住んでもらって契約書を書いてもらいます。各書類を書いてもらい、申請に行きます。行ってから二週間から三週間くらいで生活保護のお金が下ります。その間、福祉アパートはご飯を食べさせてあげます。保護費が入った時に全部計算して食費も家賃も払ってや、と。そういう流れですね」

「支援者がいるのといないのとでは違う？」

「福祉アパートとか僕らみたいな支援者がバックにおると分かると、通してくれるんです。僕らはもう千件とか生活保護通してるんで、ケースワーカーも僕らのことを知っているんです。僕らが通すということは、この申請者は生活保護の要件が整っているんだと向こうも分かっている。それで通してくれる。それで蹴るということは、よっぽど言うことをきかない人ですね」

「パチンコだとかギャンブル依存の人も申請の許可は下りるんですか？」

「下ります。僕らは生活保護の申請に行く前に問診票を回します。そこに、その人の属性を書いてもらってます。生活保護が受けれるかどうか、それを見たらだいたい分かりますね。タバコ吸う人は、タバコ吸う人同士で共同生活してもらいます。アル中の人は管理が厳しめのところに任せます。シャブやってはる人は普通の福祉アパートは断られますが、一部受け入れてくれるところもあるんです。懐が広い。統合失調症の人は特別のところに入ってもらいますね。で、パチンコ中毒の人ですけど、パチンコは一文無しになることもある。だから、問診票に書いてもらってます」

「実際にもらった保護費を福祉アパートに渡さないで、パチンコですってしまう人もいるんですか？」

「一日で一文無しになってばっくれる人、いますねぇ。僕の体感ですが、福祉アパートはどこも失踪率が七％から八％くらいあると思います。百人いたら七人から八人は失踪してます。まぁ、そういう人はだいたいパチンコに狂ってます。保護費が入ったらそれを持ってばっくれます。でも、また新しい人が入ってきます……」

せっかく支援者が入って、大人しくしていれば生活保護で生きながらえる環境を整えてもらったのに、再びギャンブルでそれをぶち壊す……。そこまでしてギャンブルに憑《つ》かれた人もいることに、私は薄ら寒い気持ちになった。

＊

どん底《ボトム》に落ちて、ホームレスになって、助けてもらってもパチンコですべて吹き飛ばして、どうにもならなくなって福祉アパートからも失踪する。それほどまでギャンブル依存の泥沼は深い。元はと言えば「もう少し小遣いが欲しい」「金が手に入る夢が欲しい」という軽い気持ちから始まったものが暴走し、金を失い、借金が膨らみ、人生の悪夢と化している。

二〇一八年から二〇一九年の年末年始に、ビッグイシュー基金ギャンブル障害研究グループがNPO釜ヶ崎支援機構の協力で、ホームレス状態にある当事者百二十一人に聞き取り調査を行ったことがあった。その結果、ホームレスの九二・四％はギャンブル経験があり、そのうちパチンコは八七・七％で断トツだったということが分かった。そのうちの五二・三％がギャンブルのために借金をした経験があり、二五・二％がサラ金や闇金《やみきん》を使っていた。

考えてみれば、日雇い労働で生きている五十代や六十代のホームレスに近い人たちは、普通に働きたいと思っても、就職先なんかほとんど見つからない。学歴も職歴も資格もなく、すでに高齢で身体も動かなくなった人間は、普通の仕事を求めても面接にすら辿り着けない。

それを一番知っているのが本人たちである。だから、彼らは人生を一発逆転させる唯一の方法は「ギャンブルしかない」と最初は思い詰めていた。彼らのギャンブル依存は、言ってみれば絶望の裏返しでもある。絶望から抜け出す唯一の手段としてギャンブルが希望になるのだ。

しかし、ささやかな夢でも、ギャンブルに必死になればなるほど、逆にどんどん金を失っていく結果になる。そして、いつしか勝つことではなく、続けることが目的になる。

こうしたギャンブルの仕組みを、「金がないから、小遣いを稼ぐために大金を失う」と言った人もいた。ギャンブルに溺れ、ますます金がなくなって困窮していく彼らの姿を見ていると、ギャンブルの正体というのは「夢を食い物にするビジネス」だというのが見えてくる。「一発当てる」という夢を見させて大金を貢がせるギャンブルだ。

一発が当たらずに社会のどん底《ボトム》にまで転がり落ちたのに、この「一発当てる」夢で、ホームレスの状態でも抜け出せると思っている人にも新宿で会っている。

▼新宿にて。ギャンブル依存からホームレスにまで落ちた人

ＪＲ新宿東口から地上に出て、新宿通りの信号の左側を見ると喫煙所がある。その先には階段があって西口に抜けるトンネルの通路が見えるのだが、その入口のところにはいつも数人の男がたむろしている。

私はそうした人たちの何人かに「パチンコ、詳しい？」と声をかけていたのだが、そうした中で「打ち子、探してるの？」と、私に聞いてきたのが岡野達郎さんだった。

岡野さんは、黒い野球帽、よれよれになったグレーのジャンパーに、汚れた青いチェックのウールシャツ、そしてダボダボのカーキ色のパンツに、素足に直接履いた泥だらけのスニーカー

という出で立ちで階段に座っていた。

「打ち子」というのは、雇われてパチンコを打つ人のことだ。軍資金、もしくは固定日給をもらえる代わりに、当たったら利益を親方に渡すというシステムになっている。岡野さんは、私が「そういう組織の人間」で、打ち子を探しているのだと勘違いしたのだった。

私がそうではなくて、ただパチンコで破滅した人の話を聞きたいだけの人間だと知って、明らかに失望の表情をした。儲け損なった、パチンコを打てるわけではなかった、という失望だった。

それでも、私が「パチンコで落ちた人の話を聞きたい」ということには多少は関心を持ったようで、「三千円くれるんだったら話してもいいよ」と私に言った。なぜ、三千円なのかというと、その三千円で「カブキのエスパス（エスパス日拓・歌舞伎町店）で打ちたい」からだという。五千円だとか一万円と言わなかったのは、恐らく私を値踏みして断られると思ったからだろう。

私たちは雑談をしながら歌舞伎町に歩いて行った。そして、劇場通りの入口にあるセブンイレブンで岡野さんのためにワンカップ大関と私が飲むペットボトルのコーヒーを買って、西武新宿駅の「ＰｅＰｅ」前の広場の端に座り込んで話をする。広場からはエスパス日拓・歌舞伎町店の巨大な建物がよく見えた。

「いつも、あそこで打ってるよ。マルハンも行くよ。昔はパチやスロで稼げたかもしれんけど、今はムリやね。まぁ、分かってるけど。ずっとやってるからね。パチンコだけはやらん方がええと思う。ロクなことにならへんから」

＊

岡野さんは五十四歳になる兵庫県尼崎市出身の人なのだが、高校を卒業して「東京の方が仕事が見つかりそうだから」と思って、親戚も知り合いもいない中でひとり上京した。親とは折り合いが悪くて、とにかく誰も知り合いがいないところに行きたかったのだという。

上京した岡野さんは、すぐに板橋区高島平にある印刷工場で働いた。そこは学生援護会のアルバイト情報雑誌の印刷を請け負っていて、かなり大きな工場があった。岡野さんは別に印刷に関心があったわけではなかったのだが、そこは住み込み寮が用意されていたので、それが目当てだった。

寮は独居部屋と共同部屋があったが、岡野さんは共同部屋の方にいた。無口な人が多くて友達はひとりもできなかった。しかも、高島平の寮のまわりは夜になると真っ暗で寂しかった。

「陰気なところやった。暗かった。高島平は今も好きやない」

東京は華やかなイメージがあったのに、なんでこんな陰気なところにいるんだろうかと思った岡野さんは、三ヶ月も経たずに仕事を辞めた。

その後、何とか埼玉県戸田市にアパートを借りて、短期の仕事を転々とする生活に入った。若かったのでアルバイトの仕事はたくさんあった。自分の作っていた学生援護会のアルバイトニュースを買って、公衆電話で短期アルバイトの仕事を見つけて、少し金が貯まったら辞めて、池袋で遊ぶという生活をしていた。

岡野さんがパチンコを覚えたのも、その頃だった。しかし、パチンコ以外にも「とにかく、賭け事は全部手を出した。大当たりして金が入った時の快感が好きでしょうがなかった」と岡野さんは言った。

「どんなギャンブルをしたんですか？」

「全部やな、全部。馬も、ボートも、自転車も全部やったね。賭け麻雀も徹夜でやったし、ヒマさえあったらパチンコもパチスロもやってる。トランプ賭博もやったし、宝くじは買ってたし、ＴＯＴＯも、サッカーくじも、賭け事は何でも好きやったね」

「府中（競馬）も川崎（競輪）も川口（オートレース）も、イベントのたびに行ってたね。全部やね。川口でも川崎でも勝ったら帰り道でピンサロとかソープで抜いてた。昔、川口はピンサロでも本番できたから。川口流や。負けたら牛丼だけ食って帰った」

＊

ただ、アルバイトとギャンブルだけでは生活が成り立たないどころか、どんどん借金が膨らんでいくばかりだった。

三十代に入ってからは「さすがにマズい」と思って、建設会社に入って真面目になろうと考えた。しかし、転職を繰り返してきた底辺の職歴では正社員で雇ってくれるところはまったくなかった。仕方がなく、派遣の仕事で糊口《ここう》を凌《しの》いだ。

「心を入れ替えて正社員になろうと思ったけど、年齢的に賞味期限が切れとった。結婚も意識したんやけど、まぁアカンやろ。借金まみれの三十過ぎのパチンカスを好きになる女なんかおらへんしな。おったら逆に怖いわ」

岡野さんは自嘲気味に笑った。その頃、岡野さんの借金は百万円近くになっていた。派遣で働いて、給料の中でやりくりしていたらすぐに返せるはずの金額だと岡野さんは思っていたのだが、ある程度まで減っても「つい悪い癖」が出て借金はまた元に戻った。

「悪い癖」というのはパチンコだった。

「いつになったら借金が返し終わるんかとざっくり計算してみたら何年もかかると気づくわけ。そしたら嫌になる。それやったらパチンコで大勝ちしたら一気に借金が減ると思って勝負してしまう。そしたら負けて、元のもくあみ。それを何回も繰り返して全然借金が減れへんねん。ずっと仕事してるのに全部パチンコで吸われて貯金はいっつもゼロ、借金が少しは減ったと思ってもすぐ百万に戻る」

しかし、回せているうちはまだ良かったのだ。転機は岡野さんが四十二歳になった時に訪れた。現場の足場から足を滑らせて右手の手首を骨折した。腰も痛めて歩けないほどになった。結局、これが原因で岡野さんは数ヶ月も失職状態となり、家賃滞納で家を追い出されることになってしまった。

それから岡野さんはネットカフェをねぐらにして、短期の仕事をしながらかろうじて暮らしている。本当に金がないときはホームレスで都庁のあたりで寝る。新宿にこだわっているわけではなく、池袋や上野に行くこともある。

「借金はどうしたんですか？」

「時効やろ、時効。知らんけど。まぁ時効じゃなくても、住所もないのに払うわけがない。借り逃げや。ギャンブルの借金なんかアホらしくて返す気にもならへんしな。返したかって何の得にもならへん。真面目は損するだけや。放っといたらええねん、あんなもん」

岡野さんはことなげに吐き捨てた。

「これからの生活は何とかなりそうなんですか？」

「なるやろ」

ワンカップを片手にした岡野さんが自信満々に答えたので、私は思わず岡野さんを見つめずにはおられなかった。

「一発当てたら、全部チャラでおつりがくるで」

岡野さんが本当にそう思っているのか、それとも一発逆転が岡野さんの最後の生きる希望なのかは分からないのだが、私は複雑な気持ちになるしかなかった。岡野さんが、ふと目の前の城のように聳《そび》え立つ巨大パチンコホール、エスパス日拓・歌舞伎町店を見上げた。どんどん追い詰められていく岡野さんとは対照的に、パチンコホールは巨大な建築物で存在を誇示していた。

＊

岡野さんのように、ギャンブルに取り込まれる人は三百万人近くもいる。ギャンブル依存の問題は、それにのめり込めばのめり込むほど豊かになるのではなく、逆にどんどん貧しくなっていくことだ。

ギャンブル依存者は「貧しくなろう」と思ってギャンブルに向き合っているのではない。逆に、人生の一発逆転を狙ってギャンブルに向き合っている。しかし、ギャンブルにのめり込めばのめり込むほど、どんどん金を失っていく結末が待っている。

しかし、岡野さんはすでにギャンブルで十分に転がり落ちているにも関わらず、まだ自分は再起可能だと思っているのである。

「これから、またパチンコに行くんですよね」

「うん、行く」

「パチンコをやめようというのはない？」

「ん？　パチンコなんか、やめようと思ったらやめられる。まわりは中毒だと言うけどね。俺は別に中毒になったとは思ってへん。パチンコなんか楽しくなんかない。でも、やめる前にもう少し金を取り返したいんだよ、もう少し。結構負けたからね。今やめるわけにはいかないんだ」

パチンコ依存者は、自分がパチンコ依存であることを決して認めない。それがギャンブル依存症の特徴でもある。岡野さんもそのひとりなのかもしれない。もう少し、もう少し……と、深いどん底《ボトム》に落ちていく。

第四章　怒りとガソリン

▼此花区にて。パチンコホール最悪の放火事件の現場

設置台数日本一を謳《うた》う日本最大のパチンコホール『楽園大宮店』で、常連の高齢者と話している時に、ある男性が私ににじり寄って耳元で秘密を告げるように言った。

「先週、このすぐ隣が火事になったの知ってる?」

「火事あったんですか?」

「うん。ラクーンビルも閉鎖になった。ドンキ(ドンキホーテ)もみんな閉鎖になったね。あれね、すぐ隣の一番街から火が出たんだ。ここで負けた奴が火つけたらしい。そういう噂があるよ」

詳しいことを聞こうと思ったのだが、この人は「噂だよ、噂。本当は知らないよ」と言いながらも、こう説明してくれた。

「ここのパチンコで負けた男がやったんだよ。負けてわめき散らしてた男がいたんだけど、そいつが出ていってから商店街で火が上がったんだって」

本当なのかどうか気になったので後で調べていると、確かに二〇二〇年十一月二十四日午後七時に火事が起きていることが報道されていた。

テレビ埼玉のサイトによると、現場は「JR大宮駅東口の居酒屋などの飲食店が並ぶ一番街商店街の中」と書いてあった。それは、このパチンコホール『楽園大宮店』の隣にある商店街

だった。

かなり大きな火事で商店街が煙で充満して、前も見えないような状態になっていたようだ。怪我人はいなかったが、木造三階建ての建物が全焼した。三階は空き家で一階と二階は客がおらず、従業員五人が避難して怪我人は出なかった。

放火だったのか？

いや、「厨房から火が出た」とあるので放火ではなかったようだ。「なんだ、パチンコで負けた男が放火したというのは嘘だったのか」と私は拍子抜けした。ただ、パチンコにのめり込んでいる人たちにとって、「パチンコで負けて放火した」というストーリーが自然に浮かんで受け入れられたのだろう。


それは、もしかしたら八ヶ月前にこの大宮から北に二十キロほど行った埼玉県行田市の「あるパチンコ店の事件」が頭にあったのかもしれない。

二〇二〇年三月六日。行田市持田のパチンコ店『スーパーライブガーデン行田店』で五十六歳の無職の男が一階男子トイレ個室でトイレットペーパーに火を付け、放火しようとした事件があったのだ。

この放火は店の従業員が早めに気づいたこともあって個室の壁が焦げるくらいで終わったのだが、埼玉ではパチンコ依存者が起こした事件として報じられて話題になっていた。逮捕された五十六歳の男は動機をこのように述べていた。

「パチンコに負けた腹いせで火を付けた」

パチンコに負けて店に火を付けたいという願望がある客が大勢いるのだろう。だから、一番街商店街の火事もパチンコの客の間で「負けた奴が放火した」とまことしやかに噂されていたに違いない。

＊

大阪市・此花区《このはな》。阪神なんば線「千鳥橋駅」の南側は、四貫島商店街という二百メートルのアーケード商店街になっている。二〇二一年四月のはじめ、私はこの商店街を訪れていた。この商店街の入口には小島建設ビルという白い六階建ての雑居ビルが建っていて、今はチェーンのドラッグストアが入っているのだが、以前は『クロス・ニコニコ』という名前のパチンコ店が営業していた。

二〇〇九年七月五日。このパチンコホールも放火された。二〇一一年十月三十一日の一審、二〇一三年七月三十一日の控訴審、二〇一六年二月二十三日の上告審を読み解いて見えた事件の全貌は以下のものだ。

犯人は当時四十一歳の「高見素直《たかみすなお》」という無職の男だった。高校卒業後は十以上の仕事を転々として暮らしていて、パチンコ依存者だった。事件を起こす頃には、パチンコでの借金は三百万円前後にも達していた。消費者金融からの借金だ。

四月からずっと無職で就職活動は続けていたがうまく行かず、失業保険は六月に切れていた。借金を返すアテなどなかった。

「仕事もお金もない……」

「自分だけが苦しい思いをしている。誰かに八つ当たりしたい」

そのような思いを持っていたことを高見素直は此花署捜査本部に述懐している。

高見素直は社会に対する不満を抱き、自暴自棄になり、自宅に閉じこもりながら、もはや自分の人生が詰んでいることを悟った。人生に嫌気がさしていた。そして七月五日、衝動的に放火で人を殺すことを思いつく。高見素直は前職がガソリンスタンドやタンクローリーの運転手の仕事だった。

ガソリンの扱いに慣れていた。

＊

当日は日曜日だった。日曜日のパチンコホールは混んでいる。

高見素直は西九条のホームセンターで赤いガソリン携行缶、青いバケツ、マッチを買って、ガソリンスタンド店を三店舗回ってガソリンを手に入れた。その後、自転車で四貫島商店街入口の『クロス・ニコニコ』に向かった。この店は高見素直の馴染みの店だった。

午後四時前。パチンコホールに入る前に、高見素直は隣のビルの階段のところでガソリンを携行缶からバケツに移し替えた。そして、しばらく逡巡してからパチンコホールに向かい、入口でバケツの中のガソリンをぶちまけて、火を付けたマッチを投げ捨てた。

店からすぐに逃げた。

火がついて悲鳴が上がったので振り返って確認すると、自分が想定する以上に燃えていた。自転車で逃げ帰ろうと思ったのだが、現場が大混雑していて自転車が出せず、電車で家に帰る羽目になった。

現場は、高見素直が当初思っていた以上に悲惨なことになっていた。ガソリンに一気に火をつけると爆風で周囲を焼き尽くす。ちょうど入口近くにいた二十歳のアルバイト店員だった延原麻衣さんと客の四名が火に飲まれて焼死し、さらに十九名もの客に重軽傷を負わせる大惨事と化していたのだ。

火に包まれる被害者の様子は防犯カメラにも残されていた。死亡した四名の客は、六十二歳女性、六十九歳男性、七十二歳女性、五十歳男性だった。五十歳男性は全身大火傷で病院に運ばれていたのだが、約一ヶ月後に大火傷で死亡している。

店は火を消し止めることができず約四百平方メートルのホールは全焼した。消防車両が五十一台も出動し、消防隊員・救急隊員合わせて百六十人が出勤し、火が付けられてから鎮火するまで四時間もかかるほどの惨事であった。

この当時のことを商店街で今も布団店を営業する店主に聞いてみたが、幸いなことに風向きは道路側に吹いており、黒煙は商店街の中に入り込むことはなかったという。風向き次第では状況はもっと悲惨なことになっていた可能性もあった。

高見素直はその日のうちに岡山に移動して一泊、翌日には山口県岩国市へ移動したのだが、昼頃に山口県警岩国署に出頭して逮捕されている。逮捕された時、高見素直は「通り魔的に人を殺したかった」「誰でもよかった」と動機を述べた。

＊

この此花区《このはな》の『クロス・ニコニコ』放火事件はパチンコ店の放火事件としては、現在のところ最悪の事件として記憶されている。しかし、大手マスコミのほとんどは高見素直が「パチンコによって多額の借金を作った」という部分を報道せず、ただ単に「借金を抱えた無職の男が自暴自棄になって事件を引き起こした」という報道の仕方をしていた。

事実としては、それは間違いない。しかし、本来であれば「パチンコというギャンブルが高見素直を借金地獄に陥れ、その憎悪の対象としてパチンコ店を放火したのではないか」という部分を追及すべきだったはずだ。しかし、どこのマスコミもそこまで踏み込んで報道した形跡はない。

パチンコホールで火を付ける事件はたまに起きている。

二〇一六年八月には葛飾区西新小岩のパチンコ店の男子トイレで、トイレットペーパーに、持っていたライターで火をつけたとして三十歳の会社員・獅子島悠輔《ししじまゆうすけ》という男が逮捕されている。この男は逮捕された時に「パチンコで四万円から五万円ほど負けて、むしゃくしゃしてやった」と動機を述べた。

二〇一九年四月二十七日には、北海道北広島市のパチンコホールで前川孝司という四十一歳の男が休憩コーナーにあった新聞紙に火を付けて逃亡するという事件があった。この男も逮捕された時に「パチンコに負けた腹いせでやった」と動機を述べた。

こうした話をパチンコ依存者の男性にしていた時、なぜこのような事件が起こるのか、彼は一言で答えた。

「みんな、パチンコホールを憎んでいますからね。イライラしているんですよ。客が楽しんでパチンコをやっていると思いますか？　逆です。ハマればハマるほどパチンコを憎みながらやってます」

▼八潮市にて。破壊に怒号が飛び交うストレスまみれのパチンコホール

二〇一六年七月六日。埼玉県八潮《やしお》市のパチンコ店「やすだ八潮店」で、五十二歳の男が大暴れする事件があった。この男は、事件を起こす三年ほど前に勤めていた会社が倒産したことで仕事を失ってしまい、これまでずっと生活保護を受けて生活していた男だった。

この日も男は朝の十時からパチンコに来ていたのだが、いったん戻ってから午後四時に再びやってきた。その時は刃渡り二十三センチの出刃包丁と、溶接工が使う「カストリハンマー」という特殊なハンマーを手にしていた。

パチンコ店に入ってから、この男は出刃包丁で客や店員を脅して席から退《しりぞ》かせた後、「ワシの金が消えて店長のフェラーリに変わっとるんや！」などと叫びながら、カストリハンマーで次々とパチンコ台を破壊していくという暴挙に出た。

逮捕された時の所持金は五百円だった。テレビではまるっきり無視されてしまったのだが、目撃していた客が次々とスマートフォンで動画に撮ってユーチューブにアップしたので、パチンコ・ユーザーの間で大反響を巻き起こした事件だった。

生活保護費でパチンコをして「ワシの金が消えて店長のフェラーリに変わっとる」と叫んでいるので、それだけで相当負けているのが分かる。

ところで、インターネットに残されたこの事件のコメントを注意深く読んでみると、興味深い反応が多かった。

生活保護でパチンコをやっていることを批判する声は当然ある。しかし、年季の入ったパチンコ・ユーザーであればあるほど「もっとやれ」「スカッとする」「店長は殺されなくて良かったな」と、どちらかと言うとこの五十二歳の男に同情、ないしは擁護するようなニュアンスのコメントをしていたのだ。

これは面白い反応である。普通、業界を知らない外部の者が業界を批判すると、ユーザーは激しく反論し、自分たちがどっぷりと浸っている業界を守ろうと擁護する。場合によっては詭弁を弄してでも擁護する。

ところが、パチンコ業界は違っていたのだ。パチンコを長らくやっているユーザーは、外部から批判をされても同意し、むしろ外部よりも痛烈にパチンコ業界を攻撃するような姿勢を見せる。ユーザーでありながら、パチンコ業界もパチンコホールも愛していなかった。何が起きているのだろうか。

＊

二〇二一年一月。私に連絡をくれたパチンコ依存者のひとりである立花慎二さんとこの事件のことを話していると、彼はこのように言った。

「そんなもんじゃないですかね。だって、自分が養分になっていると思ったら、誰だって頭に来ますからね。かと言って、やめようと思ってもやめられないし、続けても先がない。いい加減、ぶち壊してしまいたいと思いますよ」

立花さんもまた消費者金融やカードローンの借金を総額百五十万円近く抱えている人だった。パチンコホールを破壊したくなる衝動はしょっちゅうあるという。パチンコで膨れ上がった借金にストレスを立花さんも抱えている。

パチンコ・ユーザーのほとんどは「たまに勝つ」のだが「トータルで大負け」している。つまり、パチンコ歴が長くなればなるほど、負けた総額はかなりのものになっている。

「よくパチンコで勝ったと自慢している人がいるじゃないですか。そういう人にはトータルでみると勝ってるか負けてるか聞いてみたら面白いですよ。百パーセント負けてるから。パチンコって絶対に最後は負けるゲームだから、勝ってたとしても一瞬でしかないです」

「最終的には誰も儲からない？」

「儲からないです。パチンコも、しょせんギャンブルです。一番儲かってるのは経営者だけじゃないですか。あいつらは結婚相手だって芸能人の美人タレントをよりどりみどりでしょ。ユーザーなんかただの養分ですよ」

立花さんはそのように自嘲した。

多くの人は「総額」で負けている。それも、人生の長い時間をかけて負け続けてきている。つまり、「養分」にされている。心の片隅でもそうした「総額で負けている」「養分になっている」という意識があった時、パチンコホールに対して好感情は持てない。パチンコが好きでも愛憎が入り交じったものになる。

そのような感情がパチンコ台を破壊する男の行動を見た瞬間に、「もっとやれ」「スカッとする」という感情になって現れているのだった。自分たちを依存状態にした「パチンコホールという悪魔」が破壊されるのだ。それは落ちた人間たちにとっては、一種のカタルシスでもある。

＊

パチンコに依存してしまって「誰かの養分」になってしまっている人々は、パチンコをすればするほどストレスが鬱積してくる。負けて、負けて、絶対に負けたくない時も負けてしまった時、ストレスは「破壊」や「暴力」となって爆発する。

二〇二〇年一月三〇日には、佐賀県武雄市のパチンコ店で五十一歳の無職の男がパチスロで負けて、やはり爆発的な怒りに駆られてスロット台を破壊して現行犯逮捕されている。「当たりがこなくていらいらしていた」と男は述べた。

二〇二〇年六月二十一日。愛知県岡崎市内のパチンコ店で昼間からパチンコをしていた五十三歳の川合孝博という男は、パチンコに負けてパチンコ台の玉投入口にお茶を流し込んで機械を破壊した。逮捕された川合孝博も「当たらないので腹が立ってやった」と動機を述べた。

「負けて大声で叫ぶとか、台をパンチで壊すとか、台をバンバンするとか、普通にありますよ。日常です、日常。壊して警察呼ぶというのもありますけど、そんなのいちいち事件にしてたらホールも対応できないから、だいたい出禁とか弁償です。内々に処理してますね。対応はホールによって違うみたいですけど。うちらは台をパンチするのを台パン、台をバンバンするのを台バンって言ってます」

「手で台のガラスを叩いて割れたりしないんですか？」

「しますよ。ガラスで手を切って血まみれになった人もいますから」

立花さんはそう言って乾いた笑いを浮かべた。

負けて大激怒したパチンコ依存者が壊すのは台だけではない。トイレの便器を破壊したり、パチンコホールのガラス窓を破壊したりする男もいる。そうした写真はインターネットにも出回っている。パチンコホール内は、怒りとストレスでいっぱいになった人でいっぱいなのだ。

「負けて泣き叫んでるおばさんも見ましたよ。旦那の給料とか貯金とか、全部パチンコで負ける人もいますからね」

それを聞いて、私は瞬時に中野で会った荒木絵里さんを思い出した。彼女も、生活費もパチンコにつぎ込み、貯金三百万円もパチンコでなくし、挙げ句の果てにスーパーで万引きして夫に離婚されていた女性だ。

荒木さんも三百万円を吹き飛ばした時は凄絶な気持ちだったはずだ。台の前で泣き叫んでいたのだろうか？　それとも呆然と台を見つめているだけだったのだろうか？

二〇二一年の三月の終わり頃には北海道や山形で手広くパチンコホールの経営をしている『ベガスベガス』の店の前で、絶叫する若い男の動画もインターネットで出回った。この男は店の入口でひざまずき、両手を突き、絶叫しながら持っていた眼鏡を地面に何度も叩き付けて、動物のように悲愴な叫び声を上げていた。

商店街にこの男の叫びが響き渡り、道ゆく人々が怪訝そうにこの男を見て通り過ぎる。追い詰められた男の恥も外聞もない姿がここにあった。

＊

品川で会ったパチプロの和田洋二さんからも、荒んだパチンコホールの雰囲気を聞いている。台を破壊したり、泣き叫んだりするだけでなく、ユーザー同士が殴り合いのケンカをしたり、

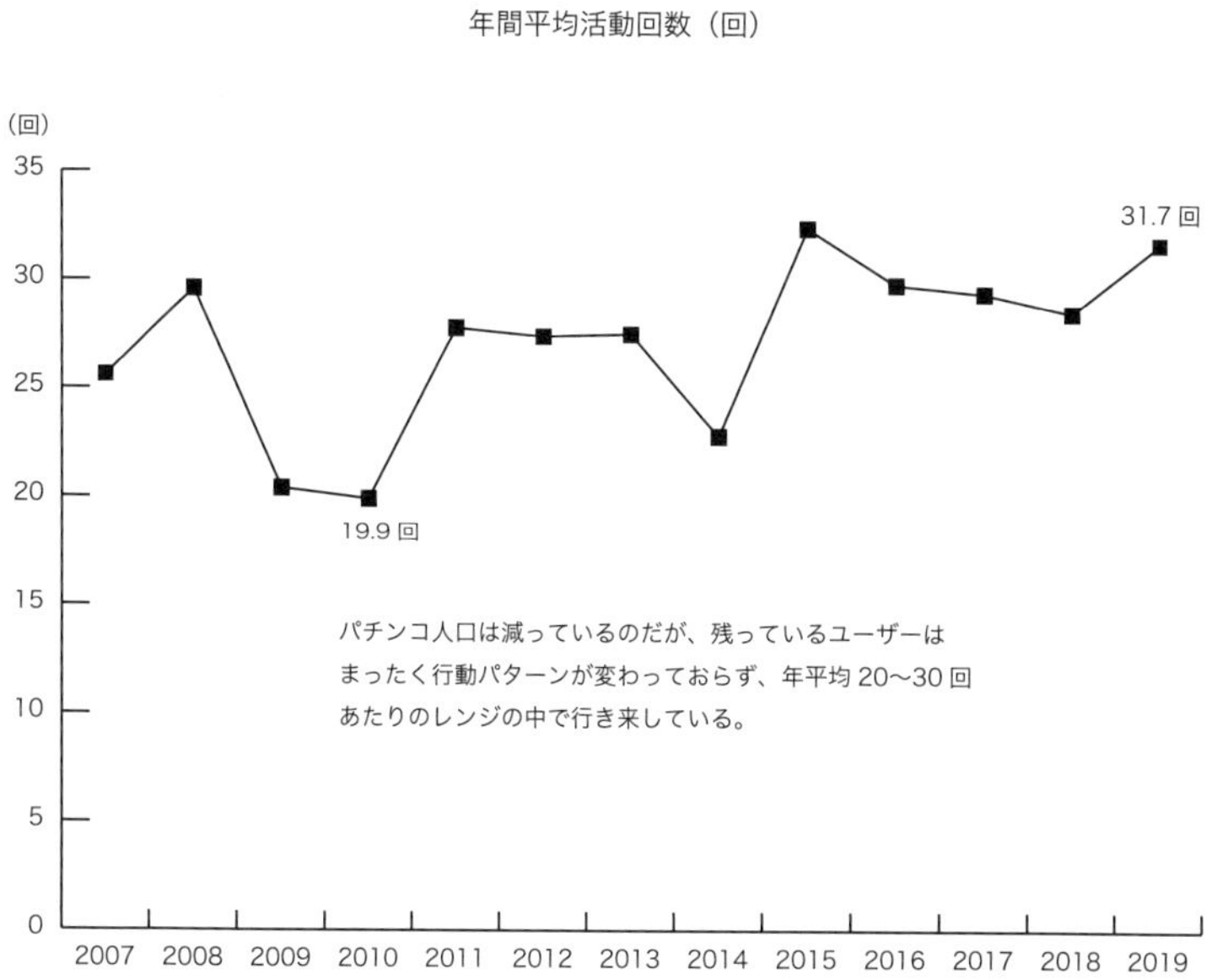

出所：レジャー白書2020

従業員の車を傷つけたり、便器の横で排便したり、あらゆることが起こると和田さんは言った。

「肩がぶつかってケンカになったというのもしょっちゅう見ます。それで、表に出ろ、みたいな。ストレスの塊ですよ、あそこにいる人間は……。あと、店員が遠隔操作したから俺は負けたみたいな話をして、どうしてこの台は勝てないんだ、店長呼んで来い、みたいな話とか……」

パチンコで負けた客が精算所の前で店員のアルバイト女性に「何でだよ！」と叫んで大激怒している動画もある。その動画を見てみると、負けた客が一方的に女性店員に怒鳴り散らし、壁を殴ったり、精算機を蹴飛ばしたりしている。

ひどい光景だが、こうした光景はパチ

ンコホールの中では日常茶飯事だということなのだろう。

もちろん多くのトラブルは「パチンコホール内」で処理されるのだが、暴力がひどい場合は、やむなく「事件」として報じられることになる。

二〇二〇年四月、北海道札幌市豊平区西岡のパチンコホールで、三十三歳の会社員の男が逮捕される事件があった。この男はパチンコで数万円を負けた腹いせに、出玉を入れる箱をゴミ箱に捨てた。それをパチンコ店員に咎《とが》められて、店員の顔に頭突きして現行犯逮捕されたのだった。

いい歳をした人間が我を忘れて激情の粗暴事件を起こすというのは、ギャンブルをしない人間から見ると「子供のようだ」「もう少し冷静になれないのか」という気持ちしかないのだが、冷静になれないのがギャンブルの負けだ。理性が吹き飛んでいる。

負けすぎて激情し、パチンコ店に脅迫電話を入れて逮捕された客もいるし、パチンコホールを大破壊してしまった客もいる。たとえば茨城県で起きた事件などがそれだが、二日間に十六万円も負けた三十三歳の男が憤激したことがあった。

男はどうしたのか。自分の車でパチンコホールの正面玄関に突っ込んで、正面玄関や景品カウンターを破壊した。幸いにして死者は出なかったのだが、男は建造物損壊容疑で逮捕された。そういう事件が過去にあった。

「勝たなきゃ誰かの養分」になってしまうのがパチンコだ。養分にされてしまった人間は、自分の持っていた金、そのほとんどは生活費なのだが、それを負けて逆ギレして理性が吹き飛ぶ。パチンコ依存者は、かくして大量の金をパチンコホールに吸い込まれてどん底《ボトム》に転がり落ち、パチンコ経営者がより富んでいく。

パチンコで総額百五十万円近くの借金を抱えた立花さんは「一番儲かってるのはパチンコの経営者だけで、あいつらは結婚相手だって芸能人の美人タレントをよりどりみどり」と言っていたので、調べてみると確かにパチンコ関係の経営者と結婚した芸能人はいた。

ひとりはタレントの「神田うの」で、日拓グループの代表取締役である西村拓郎氏と結婚していた。もうひとりは女優の「伊東美咲」で、大手パチンコ機器メーカー京楽産業社長である榎本善紀氏と結婚していた。養分から吸い上げられた莫大な金は、経営者の一族に流れ込んで華やかな女たちを養う資金となっているのが見て取れる。

▼のぞみ225号にて。新幹線の中でガソリンをかぶって自殺

パチンコ依存になって、自分の時間と金をパチンコにすべて吸い取られてしまった人たちの中には自殺に追い込まれてしまった人もいる。放火やホールの破壊は「外に向かう暴力」なの

だが、自殺は「自分に向かう暴力」である。

パチンコで自殺したという話は「よく聞く話」であり、誰も驚かないほど「ありふれた話」であり、特にパチンコ依存者たちの間では「珍しくない話」でもある。身のまわりで「パチンコで自殺した」という話をしてくれる人もいる。たとえば、このようなメールを送ってくれた人もいる。

「これは私の家族周辺であった話です。私の親族が所有している家に賃貸で貸していた夫婦（子供なし）がいました。妻の方がパチンコにハマり、消費者金融や闇金に手を出して督促が止まらなくなり、結果、貸している家の敷地内の倉庫で首吊り自殺しました。その後お祓《はら》いをして、事故物件として借り手が付きました」

現在、消費者金融は「年収の三分の一を超える貸付けが原則禁止」という総量規制によって利用者が過度な借り入れをしてしまうのを禁止している。しかし、かつてはほとんど審査なしで二十万円や三十万円が借りられた。しかも、消費者金融は学生や無収入の主婦にもどんどん貸し出していた。

そして、取り立ても激しく執拗だった。中でも「一番ひどかったのは武富士だ」とジャーナリスト三宅勝久氏は述べている。三宅勝久氏は武富士のあこぎな取り立てを追及し、武富士に民事訴訟を起こされながらも最後には勝訴したジャーナリストである。

　武富士は「二重人格の会社」だと言われていた。どういうことかと言うと、貸すときは非常に丁寧でにこやかでサービスもいいのだが、いったん返済不能になると凄まじい追い込みに入るのである。

「いったい、いつ返すんだ、この野郎！」

「借りたもんを返すのは当たり前だろう！」

「返済日は過ぎてるんだぞ、どうするんだよ！」

　このような強圧的な電話を何時間もする。謝ろうが何だろうが容赦ない。延々と電話で罵倒し、脅し、威嚇する。しかも、一日に何度も何度も電話をかけ、顧客を精神的に追い込む。武富士はそんな手法を取っていた。


　本人が電話に出なかったらどうなるのか。家を訪問して「開けろ、金を返せ」と大声で叫んで玄関のドアをバンバン叩いたり、本人を会社で待ち伏せしたり、子供に付きまとったりした。職場にも電話して上司に「早く返すように本人に伝えといてくれ」と言ったり、親兄弟に電話して「あんたの息子が借りた借金を返さない。親が返すのは当たり前だ」と恫喝したりすることもあった。

　こうした違法な取り立てが日常にあって、だからこそ追い込まれた利用者が次々と自殺していたのだ。それが一九九〇年代から二〇〇〇年代の日常だったのである。パチンコ依存者はそんな中で次々と自殺していた。

日本人は射倖性の高いパチンコというギャンブルで依存症にさせられ、サラ金で食い物にされて莫大な金をパチンコとサラ金に根こそぎ奪われて、まわりを巻き込みながら死んでいたということになる。

*

消費者金融の総量規制は二〇一〇年六月十八日に施行された。また、武富士をはじめとして多くの消費者金融がやっていた違法な取り立てもこの総量規制と同時に明確に違法化されるようになっていった。

ちなみに、銀行のカードローンは法的には総量規制外である。総量規制のルールは「貸金業者」に適用されるものなのだが、銀行は貸金業法で定められた「貸金業者」には該当しないからである。

当初、銀行側はそれを良いことに総量規制以上に借りているユーザーが銀行のカードローンに流れてくるのを黙認して儲けていた。しかし、それが総量規制の抜け道であることを批判されるようになると、自主規制して総量規制を守るようになっている。

もっとも、これでパチンコ依存者が借金できなくなって依存が治ったわけでも何でもない。総量規制がかかろうが何だろうが、パチンコ依存にどっぷり落ちてしまった人たちは誰の金でも、どんな大切な金でも使う。

私が最初に話を聞いた荒木絵里さんは夫婦で貯めていた貯金三百万円を夫に内緒で使い果たし、食費にも困るようになって万引きして身柄確保されて離婚されるような目に遭っている。

品川で話を聞いたパチプロの和田洋二さんは父親の会社が建設業なのだが、そこにバイトに来ていた六十代の男性の妻が「ガチガチの依存症」だったという。

「この嫁は男性の母親の面倒を看ていたのですが、いろいろお金を使って大変だからと男性は通帳を預けていたんですよ。その貯金が全部パチンコ屋に行っちゃって、これはどういうことかと怒ったそうなんです。そして嫁から通帳を取り上げて、翌月の給料も心配だから自分で管理すると言ったら、今度はその嫁がおばあちゃんの年金をパチンコで使ってしまったそうです」

目の前に金があったら、パチンコ依存者はそれがどんな金であってもすべてパチンコに注ぎ込んでしまう。貯金に手を付け、義母の年金に手を付け、消費者金融に手を付け、カードローンに手を付ける。

＊

二〇一五年六月三十日。東京発新大阪行き「のぞみ225号」に、掛川駅行きの切符を持ったひとりの男が乗り込んでいた。東京都杉並区の小さなアパートに住んでいた林崎春生だった。

この男は前日に白いポリタンクを買ってガソリンスタンドで容器の中にガソリンを仕込んで新幹線に乗っていた。新幹線が新横浜駅を出発しても、作業服を着た林崎春生は席に座ることなく、足を引きずるようにして通路を行ったり来たりしていた。右肩にはポリタンクを抱えていた。

一号車両のデッキで林崎春生はデッキにいた乗客の男性にタバコを勧めた。男性が断ると「危ないから中に入りなさい」と言って男性をデッキから追い出した。最前列にいたのは孫をふたり席に座らせていた女性だった。林崎春生はその女性に「お金が落ちていたからあげるよ」と渡そうとしたが断られている。

男は一号車の乗客に後方へ避難するように促した。ほとんどの乗客が後方に移ったのを見届けると、林崎春生はデッキで仁王立ちになり、右肩に担いでいたポリタンクのふたを開けてそれを自分の身体にかけ始めた。

その時、林崎春生の目に涙が浮かんでいたのを乗客は目撃している。

林崎春生は持っていたライターに火をつけた。一瞬にして新幹線の中は爆発したような衝撃と共に火の海に包まれた。その衝撃に、約五十人の乗客は悲鳴を上げて二号車の方に逃げ惑ったのだが、密閉された車内には火が飛び散って、熱風と黒煙が一瞬にして一号車の後方にまで襲いかかっていた。

　火をかぶった林崎春生は崩れ落ちるように倒れて死んでいった。彼は生きたまま焼けただれて焼死した。逃げ遅れた五十二歳の女性は一号車両の後方のデッキで倒れたまま亡くなった。気道を焼かれて呼吸ができなくなってしまっていたのだ。ガソリンを車内で引火させることで、どれほど爆発的な熱風が発生したのかがこれで分かる。

　一号車にいた乗客の約半分二十六名が重軽傷を負い、乗務員二人も含めると合計二十八名が重軽傷となった。この事件は新幹線の歴史の中で、初めて起きた火災事故となった。故意に起こされた凄惨な火災事件だった。

＊

　林崎春生は何者だったのか。若い頃に歌手になろうと岩手から上京して、飲食店で「流し」で演歌を歌っていた男だった。しかし、芽が出ない中で解体業者や幼稚園の送迎バスの運転手をやって地味にコツコツと生きていた。

　老いてからは年金生活に入るのだが、生活は困窮していた。近所の顔見知りの人たちには「年金を三十五年払い続けてきたのに、二ヶ月で二十四万円しかもらえない。家賃・税金・光熱費を払ったら金がほとんど手元に残らない」と愚痴を言っていた。

事件を起こす一年前に清掃業も辞めて年金だけの生活に入っていた。そんな中で、「住民税が払えない」と区議に相談したりしていたのだが、自分から連絡を断ち切ってしまっていた。

林崎春生が新幹線で火をかぶって死んだのは六月三十日なのだが、この日は「月末」で家賃の支払い日だった。しかし、林崎春生の銀行通帳には残高がなく、家賃が払えない状態になっていた。このことから、所持金がゼロになって路頭に迷うしかなくなった時、林崎春生は新幹線で自殺する決意をしたという現実が見えてくる。

警察当局は事件が起きてから林崎春生の自宅を家宅捜索し、さらに現地の聞き込みを行って「動機」を探ったのだが、その結果として浮かび上がったのは、借金に借金を重ねる林崎春生の暗い一面だった。

コツコツ仕事をして淡々と生きていると思われた林崎春生だが、なぜコツコツと働いているのに貯金がなかったのか。遺族が持ち帰った遺品の中から、消費者金融や個人に金を返済した際の明細が約二百枚近くも出てきていた。

いったい何が起きていたのか。

十五年ほど前からの顔見知りの人たちは、林崎春生が「パチンコにのめり込んでいた」という証言をしている。パチンコで勝ったら、顔見知りに気前良くおごっていたということなのだが、その裏では消費者金融に駆け込んでは金を借りてパチンコをする「誰にも見せない姿」があったのだ。当初、この事件は「少ない年金で絶望的になって死んでいった孤独な高齢者」と報道されていたのだが、実態はそうではなかった。

パチンコに狂っていた高齢者が年金では追いつけないほどの借金を十年以上も繰り返し、消費者金融にも友人にも金を返すことができなくなり、いよいよ家賃も払えなくなったところで新幹線の中でガソリンをかぶって死んだというのが真相だったのだ。

林崎春生が引き起こした「東海道新幹線火災事件」は、新幹線で起きた事件としては過去最悪の被害だったのだが、その影にはパチンコ依存の問題が隠されていたということになる。

パチンコによる借金が膨らみ、その自転車操業の終わりが人生の終わりだった。

第五章　膨れ上がる借金

▼蒲田にて。パチンコをやめるという選択肢はない

名古屋出身の立花慎二さんは、ツイッターで知り合った人なのだが、連絡をくれた彼の最初の一文は「自分は完全に養分です」というものだった。

養分……。この言葉をいったい何度聞いただろうか。最初に聞いたのは品川で会ったパチプロの和田洋二さんからだったが、「あいつらは養分だから……」という言葉を聞いた時、私は「養分」の意味が分からなくて聞き返した。

養分というのは、ギャンブルで負ける人を指している。なぜ「養分」と言われるのだろうか。それは、彼らの負けた金がギャンブルの運営者（胴元）の収入源となり、胴元はそれを「養分」として成長していくからだ。

なるほど、負けたら胴元の収入源を提供することになるから「養分」なのかと、私は大きくうなずいたものだった。しかし、パチンコ依存者と話しているうちに、彼らの意識は「胴元」よりも、むしろ「隣の勝っている誰か」に向いていることに気がついた。

自分の負けた金は、確かにいったんは胴元に向かう。しかし、それで終わりではなく、自分の負けた金が巡り巡って同じプレイヤーの「勝った誰か」にも回っている。彼らにとって胴元は常に「見えない存在」だが、隣の勝っている誰かは「見える存在」である。

だから、彼らにとっては「勝っている誰かの養分になった」「隣の勝っている奴の養分になった」という意識になってしまうようだ。

さらに調べてみると、この養分という言葉が広がっていったのは一九九六年から『週刊ヤングマガジン』で連載された福本伸行氏のマンガ『賭博黙示録カイジ』からだった。このマンガは累計二千百万部の大ヒットになっているのだが、日本のギャンブル好きだけでなく、一般の人たちにも受け入れられた。このマンガの有名な台詞《セリフ》にこのようなものがあるのだ。

「勝たなきゃ誰かの養分……」

注意して見ていると、この養分という言葉は勝った人間が負けた人間を見下して「あいつらは養分だから」と侮蔑的に使うよりも、むしろ負けた人間が我が身を自虐して「誰かの養分になった」という感情の方で使われるケースが多いように思える。

ギャンブルでは常勝の人間はいない。誰もが負ける不安と恐怖と絶望の中で戦っている。だから、常に「勝たなきゃ誰かの養分」という言葉が心の中にあるのだろう。そういう意味でギャンブラーの心情をうまく表した含蓄《がんちく》ある言葉でもある。

＊

現在は大田区に住む三十代後半の立花慎二さんは、すでに借金が百五十万円近くにまで膨らんでいた。昔は競馬もやっていたのだが、のめり込んだのは「毎日サンダルを突っかけて行けるパチンコの方」だった。この百五十万円はすべてパチンコで作った借金でもある。

現在、コロナ禍によってアルバイトでやっていた警備員を解雇されて無職になっており、生活は「地獄」だという。蒲田で古い六畳一間のアパートで暮らしているのだが、部屋についているのはオモチャみたいな小さなミニキッチンで、冬は布団の上にコタツを置いて寝ている。

若い頃は恋人は何人かいたが、どの女性とも半年も続かなかった。別れの原因は「何となくフェードアウト」ということなのだが、「たぶん、僕が底辺だったからだと思いますよ」と立花さんはあっけらかんと言った。

「若い頃からパチンコやっていたんですか?」

「そうですね。やってましたね。父親も兄貴もよくパチンコやってたんですよ。僕は名古屋出身なんですけど、名古屋ってパチンコ王国ですからね、パチンコ王国。今はほとんど潰れましたけど、名古屋駅前なんか昔はパチンコだらけでしたし。なんせ名古屋人はパチンコ好きですよ。お笑いの青木さやか知ってます? あれも名古屋出身なんですけど、パチンコめちゃくちゃ好きだって自分で言ってたのをテレビで見たことあります。そんなわけで兄貴と一緒に高校生の頃からやってましたね」

「未成年はできないはずですけど関係ない?」

「関係なかったですね、全然オッケーでした。僕は店から一度も帰れと言われたことないです。

まぁ知ってて黙認だったんじゃないですか。今思うと、兄貴が社会人だったので何かあったら兄貴のせいにするつもりだったのかな」

「なるほど。その頃からパチンコにのめり込んでたんですか？」

「いや、その頃はそうでもないですよ。東京に来てから、徐々にのめり込むようになったんだと思います。僕、高校を卒業してすぐ上京して指輪を加工するある町工場に勤めたんですけど、そこの社長一家が創価学会でやたら入会を勧めてくるんですよ。集まりに呼ばれて、社長の家の二階で池田大作のビデオとか見せられたりして。僕はそういうのは興味がなかったんで結局そこを辞めて、飲食店とかいろんな職を転々としてました。パチンコだけはずっとやってたと思います」

　立花さんがパチンコにのめり込むようになったのは、二十代の半ばあたりだったという。付き合っていた彼女が電話に出なくなって「あ、切られたな」と思った瞬間に、何か虚しい気持ちになって「アパートに帰りたくなくなった」のだという。

「アパートに帰ってテレビ見てても面白くないじゃないですか。だんだん、孤独になるじゃないですか。だから、僕の場合はアパートに帰りたくないというのがパチンコにのめり込んだきっかけです」

＊

パチンコ依存の人たちと話をしていて気付くのは、彼らはかなり長い間パチンコホールにいるということだ。平均すると、どれくらいパチンコホールにいるのか。

日本遊技関連事業協会の出している『遊技業界データブック２０１９』によると、一日あたりの遊技時間は平日では「三時間以上五時間未満」が三〇・八％、休日では五時間以上が三二・九％で最も多いという統計結果が出ていた。五時間以上と言えば、休日はほぼ一日パチンコ台の前に座っているということになる。

「僕も朝イチで行って夜までずっとやってましたね。パチンコだと、それくらい時間を潰せるんです。まあ、勝つためには一時間じゃ無理ですからね。パチンコって、どれだけ回して確率を上げられるかってゲームだから短時間で切り上げるってできないですよ。それがアパートに帰りたくない僕にとって逆に良かったんですけどね」

立花さんはそう言った。

しかし、寂しさを紛らわせるためのパチンコ通いは立花さんを経済的に、どんどん追い込むことになった。ある時、一日で七万円きっちりを大負けしたのだが、その七万円というのは立花さんにとっては食費や雑費含めた大切な生活費だった。

「次の給料日は二週間後ですよ。なのに貯金ゼロ、所持金ゼロですよ。コンビニ寄って弁当を買う金すらないわけですよ。こいつはめちゃくちゃ困ったことになったな、と……。急いで友達に電話して後で絶対に返すからって頼み込んで一万円借りたんですけど、一万円じゃ生活できないじゃないですか。それで初めてサラ金に手を出しました。最初は十万円を借りました。怖かったですね」

「給料入ったら、すぐに借金返したんですか？」

「いや、返さなかったです。いっぺんに返したらまた生活費が苦しくなるなと思って、分割で返すことにしたんです。十二回払いで月一万円くらいの返済だったかな、それくらいだったと思います。いっぺんに返したら損するので気長に返せばいいや、と……」

「いっぺんに返したら損する？」

「はい。手元の金がなくなるわけじゃないですか。損ですよね？」

それが立花さんの借金地獄の始まりだった。

＊

私たちは借金地獄とよく言うが、地獄のスタートはとても小さなスタートだ。月に一万円の返済と言えば大変と言えば大変なのだが、それでもきちんと働いていて地道に返せるのであれば、ほとんどの人が何とかなる金額だ。それなのに、いったいなぜ「借金地獄」がスタートしていくのか？

「僕の場合、運が悪かったんですよね。数ヶ月はさすがに大人しくしていたんですけど、いつだったか、また大負けしてしまった時があったんですよ。有り金を全部持って行かれました。それで、サラ金の返済の方も何万円か返していたはずなんで、また十万円借りたんですよね。まあ、返済は苦しくなりますけど、パチンコで大勝ちした時に一括で返済したらいいや、と思って……」

「うまく行ったんですか？」

「半分うまくいって、半分失敗しましたね」

「どういうことですか？」

「大勝ちした時があって、その時に一括返済しないで、数万円だけ臨時返済したんですよ。一括返済したら手元の金が減るし、それはヤバいと思って、もしもの時のために置いていたんです。でも本当は一括返済した方が良かったと今になったら思います。手元に金があったら、結局はパチンコで負けてなくなるわけじゃないですか。そしたら、また借りる必要があるわけです。一括返済したら、少なくともその時点ではチャラになっていたんですけど、そうしなかったのが運命の分かれ道だったと思います」

立花さんは一度大勝ちした時にサラ金の借金をすべて返すチャンスがあった。しかし、手元の現金がなくなるのが嫌でそれをしなかった。その手元の金は「何かあった時の金」なのだが、結果的には「パチンコで負けたら補充する金」になっていた。

「借金したことあります？　借金って最初は怖いんですけど、慣れてくるとカード入れて金が出てきたら、自分の金が増えたって気持ちになっていくんですよね。借りてる金のはずなんですけど、そうじゃなくて『やった、金が増えたぜ』という気持ちですね。錯覚ですよ、はっきり言って。でも、そういう気になるんです」

＊

立花さんは、こうやって徐々に徐々に、しかし確実に借金が増えていった。その借金は立花さん曰く「アメーバ」のように増えたり減ったりしながら、一度もゼロになることがなかった。そうしているうちに三十万円を超え、借入限度額に近づいたので、仕方なく別の消費者金融に金を借りていつしか借金の総額は五十万円を超えた。これに、銀行のカードローンも加えたりして百万円を超え、多重債務者になりながら百五十万円を超えるところにまで来ている。

しかし、この百五十万円というのも立花さんに言わせると「たぶん、それくらい」というアバウトな金額だった。なぜ、アバウトなのかというと、あちこちに金を借りて返しての自転車操業をしているので、「細かい数字がどうなっているのかまったく分からない」のだという。

しかも、これに加えて友人たちにも何万円か借りたりしている。そんな話を聞いていると、話している本人よりも私の方が心配になってきた。「返せるんですか？」と尋ねると、「さあ、どうなんでしょうね」と立花さんは他人事のように言って、一瞬だけ笑みを浮かべた。そして、こう付け加えた。

「勝って返すしかないですよね」

私は絶句して立花さんを見つめた。

「パチンコを辞めるという選択肢はないんですか？」

「うーん、ないですね。今やめたら負け犬ですから」

立花さんと別れた後、私はずっと重い気持ちでいたのだが、頭の中では「勝たなきゃ誰かの養分」という言葉がずっと壊れたレコードのようにリピートしていた。

▼下北沢にて。失職、離婚、借金。すべてを抱えて困窮した

パチンコ依存で借金まみれになっている五十代の人にも会った。岐阜県出身の塚本美津夫さんだ。塚本さんは肥満型の身体で「痛みを消す薬を飲んでいる」と言っていたが、それでも歩くときは痛いのか足を引きずってゆっくりだった。

あまり長く歩けないというので、駅から少し歩いたところにある海鮮料理を出す居酒屋にふたりで入った。長く使っていると思われる眼鏡は古さが目立って、レンズも曇っているように見えた。

「本当は酒なんか飲んじゃいけないんだろうけど、やめられるわけないよなぁ」

塚本さんはパチンコ依存と共にアルコール依存もあって、私と話をしている間もひっきりなしにビールを飲んでいたのだが、手が小刻みに震えていた。顔はむくみ、身体の調子はとても悪そうだった。

塚本さんは、もうパチンコには行っていない。やめたというよりも体力的にできない。皮肉なことに、塚本さんは健康を失って、はじめてパチンコ依存から抜け出せたと自嘲した。

「もうパチンコ屋に長くいる体力なんかないですよ」

塚本さんは社員三百名ほどの中堅の小売系の会社に勤めていた人だ。無遅刻・無欠勤で有休もほとんど取らずに働いていたので、着々と出世して主任から課長補佐にまで出世していた。社内結婚して子供も生まれていた。三十五歳くらいまでは、自分の人生は前途洋々に見えたと塚本さんは言った。しかし、そう思ったところで問題が起きた。

モバイル関連の売上が成長する中、塚本さんの会社も新しくモバイル関連の事業部が立ち上がることになった。塚本さんは急遽、その部に配属された。しかし、その部の部長が暴君とも言えるほど威圧的な人で、年柄年中、部下を大声で叱り飛ばすタイプだったのだ。その怒鳴り声は会社のフロア中に響き渡るほどだったという。

些細《ささい》なミスや粗《あら》も逃さず重箱の隅を突くように見つけては、部下を呼びつけて何十分も怒鳴り散らす。まさに典型的なパワハラである。塚本さんも毎日のように怒鳴りつけられてストレスを抱えるようになり、やがて精神に変調をきたすようになってしまった。

「まぁ、サラリーマンは上司に逆らえませんよ。でも人間ですからね、うつ病になったり、ノイローゼでおかしくなった人もたくさんいます。僕は我慢強いんで耐えてましたけど、ストレスがすごくて。それで、いろんなことを忘れたくてパチンコ屋にフラリと入ったんです。大学生の頃にたまにやってたんで」

＊

それが塚本さんの転落の始まりだった。

パワハラが続いたので塚本さんのパチンコ通いも続いた。「パチンコが楽しいというよりも、とにかくパチンコで無になりたかった」と塚本さんは言う。しかし、そうやっているうちに会社にいる時もパチンコのことを考えるようになって、本格的な「のめり込み」に落ちていくようになった。それが三十六歳あたりだったという。

当初、私はパチンコ依存症は二十代前半の若い人がなりやすいと思っていた。そこで、ＳＡＧＳ（ギャンブル依存症克服支援サイト）の責任者である奥井隆さんに、「パチンコ依存になる人は、若いうちからパチンコをやっているような人が多いのでしょうか？」と質問したら、奥井さんは「決してそうではない」と教えてくれた。

パチンコ・パチスロ依存問題電話相談件数の推移

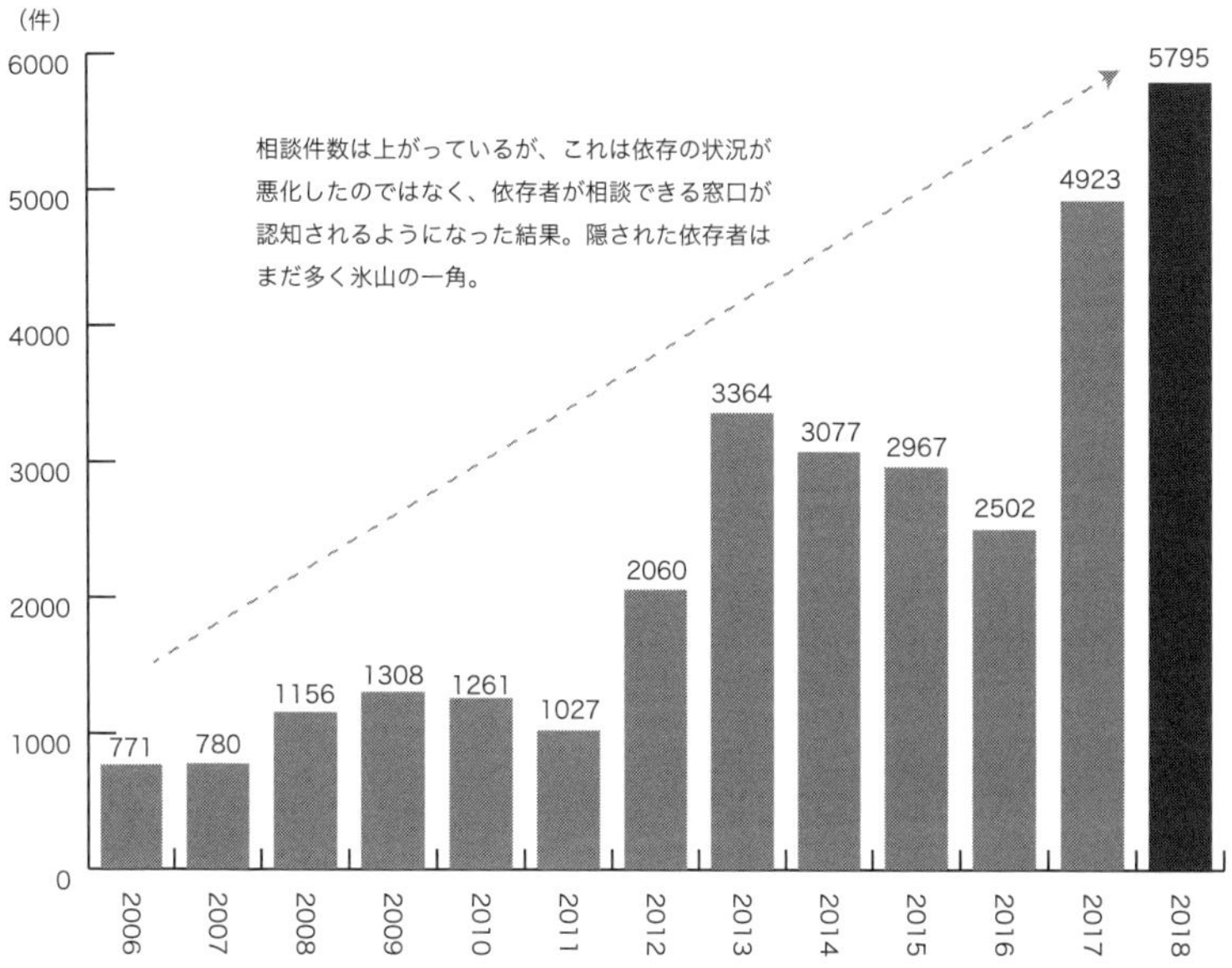

出所：リカバリーサポート・ネットワーク

「若いうちからやれば、確かにリスクは高まります。なぜなら依存のトリガーを引く機会が増えると共に、習慣性依存というタイプのトリガーが加わるからです」

　奥井さんが言う「トリガー」というのは、ギャンブル依存症になる「引き金《トリガー》」を指している。依存症になるきっかけは誰にもある。そのきっかけをトリガーと呼ぶ。SAGSを通して多くのパチンコ依存者を見てきた奥井さんは、トリガーについてこのように分析していた。

「依存はいつどこで誰がなるか分からない」

「トリガーを引くタイミングも早さも人それぞれ」

　つまり、中高年になってからパチンコ

をはじめても、依存症に落ちる人は落ちるということだ。依存症は若者だけの問題ではないのである。後で知ったのだが、それこそ年金を受給するようになった高齢者でも、その歳からパチンコを覚えてそのまま依存症になる人がいる。

パワハラに苦しむ塚本さんも、パチンコ依存症に落ちていったのは三十六歳あたりであり、決して「若者」と言える年齢ではなくなっていた時期だ。本来であれば、仕事もあり、体力もあり、妻子もいて、気力も充実している年齢だ。分別もあり、一般常識もあり、責任も背負っているはずだった。しかし、そんな人であってもパチンコ依存に落ちていく。塚本さんのトリガーを引いたのは、「ストレス」だった。

*

塚本さんは最初「パチンコに使うのは五千円だけ」と決めていたのだが、気がつけば一万円を使い、二万円を使い……とエスカレートしていき、やがて際限なく使うようになっていった。最初は日を置いて行くようにしていたというのだが、そのうち毎日行くようになった。パチンコに行くたびに一万円だとか二万円を使っていたら、それこそ月に三十万円から六十万円を注ぎ込んでいることになる。普通のサラリーマンなら、いくら金があっても持たないだろう。「子供に使うために置いてあった三万円を黙って使ってスッた時はさすがにどうしようかと青くなりましたが、運良く次の日に勝負をかけたら三万円戻ってきたんですよ。そういうこともありましたねぇ。妻は僕が会社でうまくいってないことやパチンコに狂いだしてるのを知ってました。やめてと泣かれました。でも、それでもパチンコをやめられなかったです」

「そこまでパチンコがしたかったんですか？」

「うーん、したかったのかなぁ。というよりも……」

塚本さんはしばらく考えて私にこう説明した。

「パチンコで食っていけたら、あの会社を辞めてクソ上司と永遠におさらばできると思って、それが強かったかな。パチンコで連勝できるようになったら、誰とも口をきかないで生活できるわけじゃないですか。そうしたいと思うようになって……。昔のパチンコは今のと違ってじゃんじゃん出たんですよ。パチンコ一本で食っていける可能性があったんです。まぁ、それでも甘い考えですけどね」

そうやってパチンコにのめり込んで塚本さんは貯金を全部使い果たし、多くのパチンコ依存者が辿るように、銀行のカードローンや消費者金融で借金をするようになり、限度額になると別の消費者金融のカードを作るという自転車操業になっていった。典型的な依存者の「道」だった。

やがて二年後、パワハラの部長は業績不振の責任を負って別の部に移って行ったのだが、その頃になると塚本さんのパチンコ依存はとまらなくなってしまっており、仕事もやる気がなくなってしまっていた。

塚本さんにショックを与えたのは、部長がいなくなってしばらくして組織改編で事業部も解体され、自分も課長補佐から昇進するのではなく別の部でヒラに戻されてしまったことだ。

「降格はないと思っていたので、正直、精神的ダメージが大きかったです。これで、心が折れました」

＊

それから数年。塚本さんはますますパチンコに逃避するようになるのだが、四十歳になった頃は、もはや借金は二百万円を超えるレベルになっていた。その頃になると、妻とも関係がうまく行かなくなっていた。妻は、あからさまに塚本さんを避けるようになっていた。

「貯金がそっくり消えるんだから、夫婦仲がどんどん険悪なものになってもしょうがないね。何回もパチンコをやめると約束したけどね、妻に隠れてパチンコを続けました。幼稚園の子供もいるのに、生活費もなくなっていました。生活費はもうサラ金ですよ、サラ金。それしかなかった」

「生活費がサラ金というのはすごいですね」

「こういうのもありました。妻には、家庭にお金を入れて、生活費を入れて、と言われて、い

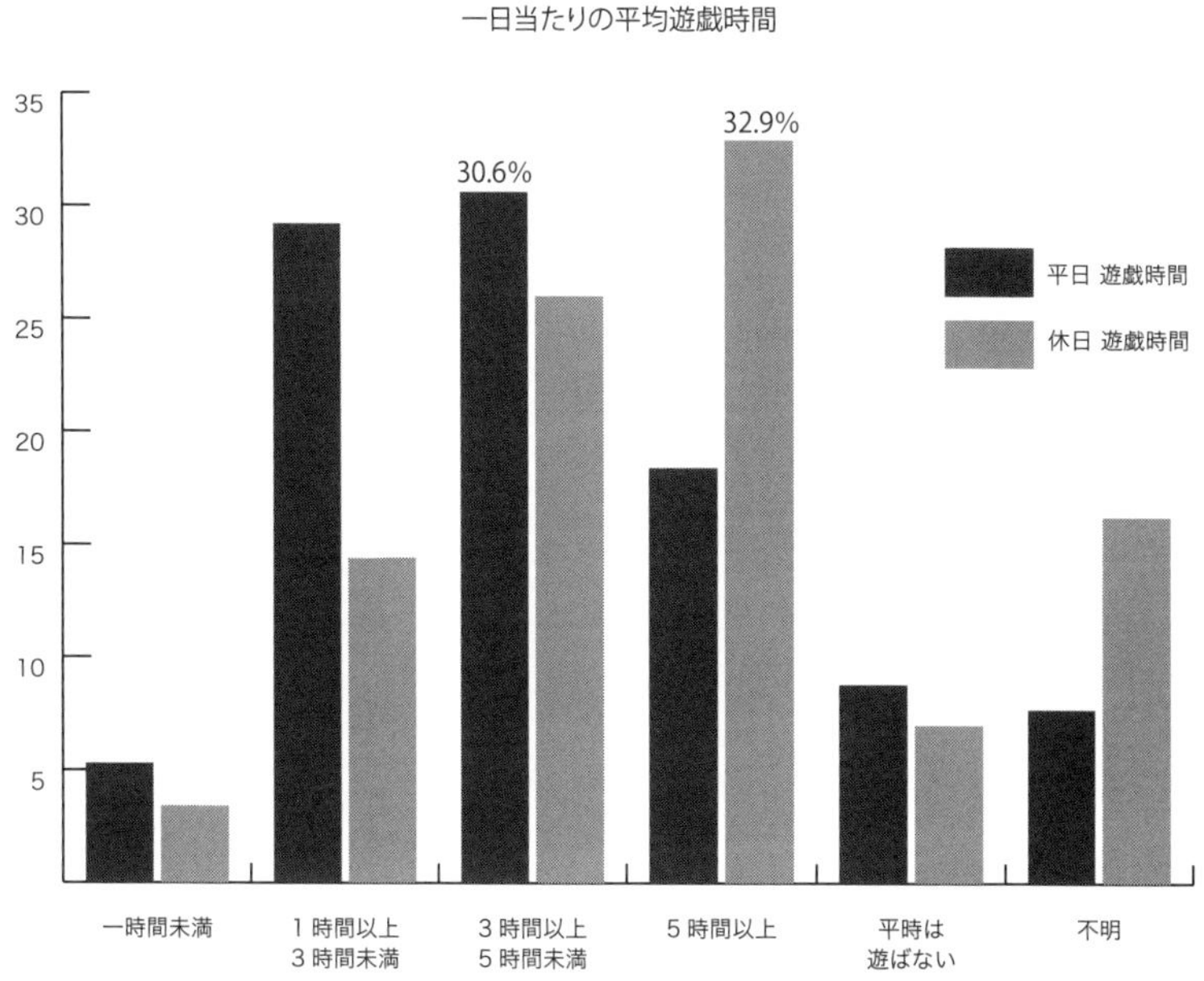

出所：遊技業界データブック２０１９

つものようにサラ金で金を借りて妻に渡そうとしていたのですが、ふっとパチンコで増やしてから渡そうと思ってそれも全額パーにしたんです」

「その後、どうしたんですか？」

「妻は足りない分は実家の両親に借りてやりくりしていたんですが、結局は離婚を切り出されてしまいました。今度こそパチンコをやめると言ったのですが、妻はまったく信じてなくて離婚すると強硬でした。妻はともかく娘がかわいいので家庭を壊したくなかった。でも仕方ないね。慰謝料は要らないから離婚してと言われて、黙って離婚届にハンコを押しました」

その後、塚本さんはマンションも引き払って一ＤＫの独身用の築三十五年の古いマンションに引っ越した。その引っ越し代も借金だった。まさしく、「転落」だった。しかし、それでも塚本さんはパチンコをやめることができなかった。

「勤めていた会社からもだんだんお荷物扱いされるようになってね。居たたまれなくなって会社も辞めたんですよ。そしたら、退職金が二百万円くらい入ってきちゃった。あと転職する前に失業保険で暮らせる時期が数ヶ月くらいあるんですよ。結局、これで気が大きくなって、酒を飲んではパチンコホールに入り浸る生活に入ったんですけど、退職金なんか三ヶ月持たなかったね」

「三ヶ月で退職金がなくなったんですか?」

「借金を半分くらい返して、あれこれ払って毎日パチンコしてたら全然残らなかった。次の仕事もすぐに見つからないし、参りましたね。僕ね、自殺しようかと思って電車のホームでずっと立ってたこともあります。一歩が踏み出せなかったですけど、そういうこともありましたね。でも、死ぬってなかなかできないです。死にたいけど、簡単に死ねないです。結局、電車に飛び込む勇気がなくて今もこうやって生きてます。でも、いつか自殺するつもりです」

「仕事は何とかなったんですか?」

「転職は何回かしました。やっぱりね、パチンコをやめられないから長く続きませんし、もうアル中ですからね。営業なんかやってもノルマ達成できませんしね。身体も壊しましたし。今はまた無職です。借金も三百万円くらいあります。もう死ぬしかないでしょ?」

塚本さんは同意を得るかのように、私の顔をのぞき込んだ。パチンコ依存、アルコール依存、失職、離婚、借金。すべてを抱えて困窮した人が、曇ったような眼鏡のレンズの奥から私をじっと見つめていた。

▼兵庫県にて。近所でひったくり、職場で同僚の金を盗む依存者たち

パチンコ依存者の実態を調べていくと、百人中百人が「借金地獄」に転がり落ちている実態がある。そして、ガソリンをかぶって自殺したり、電車に飛び込んだり、パチンコホールの屋上から飛び降りたり、パチンコホールのトイレで首を吊って自殺したりする。あるいは、私が下北沢で会った塚本さんのように「いつか自殺するつもりです」と公言したりする。借金は人を精神的に極限まで追い込む。

私の知り合いに、弁護士を辞めて更生保護法人の理事になった方がいる。更生保護法人というのは、法務大臣の認可を受けて設立された法人で、犯罪や非行をした人たちの改善更生を助ける目的で更生保護事業を行う特殊な法人である。

弁護士会を退会した理由は、「罪を犯した人の更生を助ける更生保護活動と、刑事弁護の弁護士倫理が衝突する可能性がある」からだった。弁護士の活動は十分にやったという気持ちや、

弁護士会の姿勢に幻滅したこともあって、この人は更生保護法人の方を選んだ。

この理事は、「私の経験で言えば、事業者の破産ではないもの、つまり消費者破産のうちの半分くらいはパチンコ絡みと言っても過言ではありません」と述べた。

「消費者破産」というのは一般には聞き慣れない言葉だが、弁護士は法人の破産と個人の破産を区分けしていて、事業者の破産に対する概念として消費者破産という言葉を使っている。この理事が関わった実務の中で、消費者破産に関しては「その半分が生活困窮、そして残りの半分がパチンコ絡みだった」というのだから、いかにパチンコ依存が借金に直結するのかが見て取れる。

借金で自己破産と言うと、人によっては女性がブランド物などを買いまくって首が回らなくなって経済的に破綻するといったものを想像する人もいるが、「ブランド品にハマったようなぜいたくが原因のケースはごく例外でした」と理事は言う。

「パチンコにハマった家族の誰かの借金の尻ぬぐいから多重債務に落ちてしまった人もいれば、パチンコにハマった男に貢ぐために交際中の女性が、ドミノ倒しで多重債務になったケースもありました」

全体的に見ると、いかにパチンコの存在が借金問題に大きく影響しているのかが分かる。さらに更生保護施設の入所者について「サラ金の追い込みに耐えられずに盗みを働いた人も多かった」と言うのだが、このサラ金の追い込みについても、やはりパチンコ依存からの借金からそうなってしまった人が多い。

そして、この借金の自転車操業が止まりそうになったら、最後の最後になって闇金が出てきて最後にすべてを毟《むし》って負債者を地獄に突き落とす。最初から得体の知れない闇金から金を借りる人なんていない。多くは消費者金融を五社や六社、場合によっては十社以上も回って限度枠を使い果たし、追い込みをかけられた後に闇金に手を付ける。

「多重債務者が闇金にハマるきっかけも、サラ金に追い込みをかけられて、あるいは追い込みをかけられている父や恋人を救うため、というものがほとんどでした」

この理事は、そうした社会の闇を現場で見てきたのだった。

＊

つくづく思うのは、生活苦で自殺まで考えなければならなくなるほど極限状態まで追い込まれる人の多くは、「金がない人」というよりも「借金がある人」であることだ。どちらも「金がない」という点では同じである。しかし、この二つは似ているようで違う。

借金に追われている私の顔見知りは、「金がないのは我慢で済む問題なんだよ。でも借金は約束の問題だから困るんだよな」と私に言った。とは言いつつも、この男は約束をまったく守らない男だったのだが、その言葉だけは今でも印象に残っている。

確かに、金がないだけなら「金がないから食事を我慢しよう」とか言ってられる。しかし、借金は支払い日が決まっている。とにかく何とかして金を集めなければならない。借金は自分の都合よりも相手の都合を優先させなければならず、自分の自由にならない。

何とかしなければ、催促の電話が来て、督促状がくる。消費者金融や闇金は大人しく待ってくれない。消費者金融の催促の電話でＰＴＳＤ（心的外傷後ストレス障害）を発症するようになった事例は多くの記事で報道されている通りだ。

「電話が鳴ると恐怖で震える」

「玄関の呼び鈴が鳴ると不安で心臓が止まりそうになる」

「知らない人に声をかけられるのが怖い」

昨今の消費者金融は法律であこぎな追い立ては禁止されているので、かつての消費者金融「武富士」の取り立てのように罵詈雑言で威嚇するようなことはしない。それでも、「借金を期日までに払わなかった」という負い目がある中で消費者金融から電話がくると、誰もが不安と恐怖と焦燥感に駆られてしまうものなのだ。

借金の不安は二十四時間ついて回る。最悪の場合は裁判に訴えられて路頭に迷う自分の人生を何度も反復する。借金が返せないと、今の生活がすべて吹き飛んだ挙げ句、さらに社会的な制裁も受けなければならない。パチンコ依存者は、自ら撒いた種であるとは言え、そんな不安と恐怖の中で生きている。

＊

借金と言っても、住宅ローンや事業への投資など、将来に見返りがある計画的な借金は「良い借金」である。それは、借金というよりも、むしろ「投資」という言い方もできる。借金を肯定している人が考えている借金は「投資」となる借金を指している。この「投資としての借金」については多くの事業家は肯定的だ。

しかし、このような借金を肯定する人たちであっても、「パチンコなどのギャンブルで作る借金」を肯定することは絶対にない。リターンがないからだ。リターンがない以上、投資する意味はない。

パチンコ依存者の借金は最悪である。

将来に見返りがあるわけでもなく、計画的なわけでもない。たまに勝てるかもしれないが、総額で見ると必ず負けている。それがパチンコである。借金が膨らんでも、さらにパチンコに金を注ぎ込み、負けたらまた借金をするのだから、それは誰がどう見ても問題だ。

借金をするというのは「それを支払う金がない」ということなのだが、金のない人が金を借りると、ただでさえ苦しい生活がより苦しくなっていく。

これを打開するには「収入を増やして支出を減らす」という二点を実現しなければならない。収入を増やすというのがなかなか難しいことであるとするならば、かなりの気合いを入れて支出を減らさなければならない。

ところが、パチンコ依存者はそれができないのだ。その真っ先に切り捨てなければならないはずの「借金の元凶＝パチンコ」が継続する。

これではいくら借金をして現状をしのいでも、それは遅かれ早かれ「返せない借金」になる可能性が高い。本人は「勝てれば何とかなる」「一発当てればいい」と思っている。しかし、それが「養分思考」と呼ばれるもので、パチンコ依存者をより深い借金地獄に突き落とす。

そして、中には犯罪に走るパチンコ依存者も出てくる。パチンコ依存者の犯罪は綿密に計画された犯罪ではない。思いつきの衝動でやったような稚拙なものばかりで、すぐにアシがつくようなものが非常に多い。近所でひったくりをしたり、職場で同僚の金を盗んだりするのである。目先の金しか頭になくなっている。

*

二〇二〇年二月四日、警視庁警務部人事一課観察係の巡査部長だった池田賢司という男は東京都府中市内の路上で、通行中の女性に背後から自転車で近づいて、女性のバッグをひったくった事件で逮捕されている。パチンコで借金を抱えていた。バッグの中は約四万円だった。

二〇一五年一月二十八日には新潟県警村上署生活安全課の男性巡査長が、同僚の机の引き出しから捜査費を盗んで逮捕されるという事件があった。この男性巡査長は「約三年前からパチンコやパチスロにはまって消費者金融で借金を重ね、給料のほとんどを借金返済とパチンコ代に費やしていた」という。

二〇一七年十月三十日、近畿大の空手道部に所属する十九歳の男子学生が大阪府警に逮捕されている。大阪府東大阪市の路上で、自転車で通行中の男性から十一万円入りの財布を盗んだとして逮捕されたのである。この学生は容疑を認めているのだが、「生活費をパチンコに使ってしまい、お金に困ってやった」と動機を語った。

二〇一八年六月には東京・品川区荏原のアパートの階段で六十八歳の男性から財布をひったくった男が逮捕された。この男は三十歳の会社員で名前を上村龍一と言ったが、パチンコで作った借金が百万円近くあって、当日もパチンコで負けた帰りで所持金は一千円もなかった。

二〇一九年八月一日には、神奈川県川崎市の路上で自転車に乗っていた五十八歳の女性にバイクで近づいて現金約五万円が入ったバッグをひったくった三十九歳の塗装工、山内政孝が逮捕された。防犯カメラには逃走する山内政孝の姿が映されていた。逮捕された山内政孝は「パチンコをするカネが欲しかった」と供述した。

二〇二〇年四月二日。磧本《せきもと》信秀という四十三歳の無職の男が、東京都江戸川区中葛西の路上で五十五歳のパートの女性にバイクで近づき、追い越しざまにショルダーバッグをひったくった容疑で逮捕されている。中葛西では二月から同じ手口の犯罪が七件も起きていたのだが、防犯カメラから磧本信秀が容疑者として浮かび上がっていた。逮捕された磧本信秀は、「生活費やパチンコ代が必要だった」と動機を話した。

二〇二一年一月二日。小林和磨という四十七歳の男が、東京都豊島区目白の路上で九十代の女性の背後から約十万円が入ったバッグを引ったくって、抵抗した女性を蹴って腕の骨を骨折させて逮捕されている。この男は事件後にパチンコに出入りしていたところを逮捕されている。「パチンコをする金が欲しかった」と小林和磨は動機を語っている。

……。

こうやって見ると、パチンコ依存者のひったくり事件は枚挙に暇がないほど起きているのが分かるはずだ。ところで、このひったくりだが、パチンコ依存者の引き起こした「ひったくり」で最も余罪の多いのは、二〇二〇年三月二十三日、兵庫県警捜査三課に逮捕された三十一歳の男、神田尚輝かもしれない。

この男は兵庫県だけでも二〇一九年十二月下旬から二〇二〇年二月までの間に盗んだバイクでひっくたりを繰り返していた。犯行現場は西宮、神戸市、加古川、姫路市……と多岐に渡っているのだが、裏付けが取れただけでも約三十件のひったくりを繰り返していたのだった。しかし、供述では三十件どころではない。本人はこのように言っている。

「これまで千件以上のひったくりをした。成功する自信があった」

まさに常習の窃盗者である。この男は「パチンコをするために各地訪れて、その帰りにひったくりをして姫路市広畑区にある自宅に帰っていたのだった。バイクを盗んではひったくりをし、ひったくりで得た金はパチンコで使い、金がなくなったらまた別の場所でひったくりをして、またそれをパチンコに注ぎ込む。それが神田尚輝という男の生き方だった。この時期の兵庫県の治安は、この男ひとりが悪化させていたのかもしれない。

パチンコ依存者が、千件以上のひったくりをして、パチンコにすべてを費やす。考えてみれば凄まじい状況である。借金まみれになって人生が破壊されてもパチンコをやめられない。犯罪にひた走る人生になってもパチンコをやめられない。家庭を破壊してもパチンコをやめられない。

第十八章　爆裂機と闇金

▼パチプロ軍団。搾取される養分と詐欺に遭う養分

私が新宿東口で「パチンコ、詳しい？」と何人かに声をかけていた時に出会った岡野達郎さんは、私に「打ち子、探してるの？」と声をかけてきたのだが、この「打ち子」というのは何だったのか？

通常、パチンコやパチスロというのは個人でやる。しかし、パチプロが人を雇って軍資金を与えてパチンコをさせるケースもある。この、誰かに雇われてパチンコをする人のことを「打ち子」と呼ぶ。

パチプロである和田洋二さんは、このように説明する。

「真っ当に打っているプロというのは、だいたい一人どんなに頑張っても五十万円稼ぐのが限界じゃないかと言われてます。一日座って三十一日ずっとやって五十万円くらいかなぁ、というのが今の状況ですね」

個人でやれば五十万円が限界だ。しかし、これを突破する方法があるという。

「要領の良い人間がいて、彼は軍団を作るんです。一人だと五十万じゃないですか。でも、俺が元本提供するから、当たったらお前に二十五万円やって、俺が二十五万もらうという形で子分を作るんですよ。で、その子分に日給だったら一万円を割るくらいで一日打たせて、勝った

分を取っていけば個人の限界を超えられます。何の仕事の才能もないニートみたいな奴で、パチンコが好きで、というのを二十人とか三十人集めて、それで月に五百万円くらい儲ける奴もいます」

「なるほど」

「ただ打たせるだけではなくて、台のデータも取らせてそれも全部くれ、という形でやっていて、上に半グレがついてるんですよ。もし変なことをして飛んだりしたら半グレが出てくるということですね」

パチンコは同じ機種であっても、台によって「勝ちやすい台」「勝てない台」がある。パチプロの和田さんによると、勝てる台でも常に勝てるわけではなく、三回やって二回は小さく負けて一回は大きく勝つのが勝てる台であり、それを見極めるのは経験とデータが要るという。

どの台が「良い台」なのかは、データを集めないと分からない。「軍団」を作って大々的に儲けるパチプロは打ち子を使って、そうしたデータも集める。このデータが集まれば、勝てる確率も当然のごとく増えていく。

＊

ところで、軍団を擁するパチプロは、こうした打ち子を二十人も三十人も集めるわけだが、パチンコにのめり込んで人生を消耗している「養分」たちをどのように集めているのだろうか。取材に応じてくれたパチンコ依存者のひとりはこのように言う。

「パチンコホールの内外でヘッドハンティングしたり、友人の紹介で集めたり、街でホームレスに声を掛けてやらせるというのも当然あります。あと、雑誌やインターネットの短期バイトで堂々と募集したり、SNSで募集したり、名簿を買ってパチンコ愛好者の人間たちにメールを送って募集したりすることもあります」

「最近はツイッターで募集しているケースも多い。若い打ち子はみんなツイッターで応募しているんじゃないか？　ツイッターで、打ち子さん募集で検索したらいっぱい出てくる」と言う。

言われた通りにツイッターを開いて「打ち子さん募集」と打ってみたら、確かに打ち子の募集が大量に出てきた。

- 年齢、学歴不問
- 週六日の方
- 完全日払い
- 歩合制
- 交通費支払い

募集先は、ほとんどがＤＭ（ダイレクトメール）や、ラインＩＤを連絡先にしている。さらに、募集の中には「打ち子さん」ではなく「引き子さん募集」というものも目にする。「引き子」とはいったい何なのか。これは「抽選入場順の店で抽選に並ぶ人員」を指すのだという。これは、どういう意図でやっているのだろうか。

「入場順」というのは文字通り、開店した時に店に入れる順番を言う。良い台は多くの人が狙っている。誰もがそこに座りたい。放置していたら、その台を巡って朝から乱闘が起こる可能性もある。そのため、店側は「店に入る順番を抽選で決める」ことにしていることが多い。朝早く並んだ人間が一番に入れるのではなく、抽選で入る順番が決まる。

「軍団」を形成する組織的パチプロはこの部分でも「並ぶ人間」を雇って抽選券を回収し、台の確保の確率を上げている。この並ぶ人員を「引き子」と呼ぶ。このようなシステムを見ると、「軍団」を持っているパチプロがいかに大々的にやっているのかが分かる。「養分」たちを体よくこき使って利益を上げる。

＊

店にとってこうした集団は客であるのは間違いないので拒みはしないが、大々的にやられたら一般の客を遠ざける要因となるので歓迎しない。それもそうだ。良い台を常に一部の人間が独占していて、普通の客が負けてばかりなら誰も行かなくなる。

店にとっても一般客にとっても、パチプロ軍団や打ち子は迷惑な存在なのだ。だから、打ち子もあまりにも公然かつ執拗にやっていると店にマークされて排除されることもある。

打ち子も引き子もパチプロ軍団が勝手にやっている分には別に違法ではない。しかし、逮捕されたケースもある。

たとえば、ツイッターの打ち子さん募集の中には「年齢、学歴不問」とあるが、実際には年齢不問ではマズい。パチンコは風営法によって管理されているのだが、風営法では十八歳未満の立ち入りは禁止されているからだ。

さらにパチンコ業界は独自に「全日本遊技事業協同組合連合会（全日遊連）」という団体を持っているのだが、この団体では十八歳であっても高校生であれば入店を禁止している。だから、学歴はともかく年齢は十八歳未満で、なおかつ学生ではない人間でなければならないのである。

もう一つ「打ち子」が違法になるとしたら、どの台が良い台なのかを知っている店長が個人的に打ち子を雇って、儲けを取ってしまうケースだ。二〇一一年四月二十七日、神奈川県横浜市で逮捕された平井康之という三十三歳の元店長は、台の設定情報を仲間に教えていた上に、打ち子を使って個人的に儲けていたが、打ち子に十七歳の未成年をアルバイトで雇ったために逮捕されていた。

店の機密情報を漏らした上に、未成年の打ち子を使ったのだから最悪だ。打ち子も詐欺の片棒を担がせられるのだから無事ではいられない。「打ち子のバイトは危ない」と言われるのは、どこで自分が犯罪に巻き込まれるのか分からない不気味さがあるからだ。

そもそも軍団を作るパチプロは、しばしばトップが半グレや暴力団の一味である可能性も高く、打ち子に利益を渡さなかったり、逆にいろんな理由をつけて打ち子から金をむしり取ったりすることとすらもある。

＊

二〇二〇年七月八日。青森県警は関真吾という四十六歳の男と、そのグループを逮捕している。関真吾は仙台市の二十代の女性から百五十万円を騙し取っているのだが、「打ち子募集」の広告を見て応募してきた女性に「まずは高確率で大当たりを発生させる攻略法を教えるので、情報提供料として手数料を支払わなければならない」と言って金を振り込ませていたのである。被害に遭ったのは分かっているだけで十六人にのぼり、計約二九一六万円を詐取していた。

実はこの詐欺はパチンコの養分から金を絞り取るための典型的な「騙し」でほとんど同じ手口が何度も何度も使われている。これを「打ち子詐欺」と呼ぶ。

一、打ち子の募集をかける。
二、応募してきた打ち子に攻略法を授けると言う。
三、攻略法の提供料で先に金を振り込めと言う。
四、金が振り込まれたら連絡を断つ。

攻略法の提供料という部分は、様々な名目があって「軍団の会費」「保証金」「ホールへの保証金」等々のもっともらしいものが使われている。もちろん、養分たちは儲けたいと思っているのに、最初に金を支払わなければならないのだから「はい、分かりました」というわけにはいかない。当然、躊躇《ちゅうちょ》し、渋る。

この時、詐欺師は最初に無料か激安の料金で「一番効かない攻略法」を教えて、カモに試させる。カモはその通りにやってみるのだが、当然のことながら大勝ちすることはない。そこで、カモが再度連絡をしてきた時に詐欺師は勝負をかける。

「だから言ったでしょう。無料の攻略法はもう効かないんです。でも、上級編の攻略法は絶対に勝てます。だから高いんです。高いだけあって、この攻略法は絶対に使えます。はっきり言って勝てます。金を払ってもすぐに取り返せます」

それを信じて七十万円だとか八十万円だとか、時には百万円だとか百五十万円だかを払ったら、その瞬間に二度と連絡が取れなくなる。そして、養分は自分が「打ち子詐欺」に引っかかったことを悟るのである。

この打ち子詐欺があまりにも広がっており、今もなおツイッター等で堂々と「打ち子さん募集」などのツイートでカモをおびき寄せているので、「日本遊戯関連事業協会」までホームページで警鐘を鳴らすまでになっている。

ツイッターは信用できないからと就職情報誌を開いても、その就職情報誌の募集も詐欺師の募集だったりする。

パチンコに深くのめり込み、大金をどんどん失っていき、打ち子になったら「養分から脱することができるかも」と考え、藁にもすがる気持ちで「パチプロに攻略法を教えてもらおう」と金を払ったら、それも騙されて取られてしまう。養分たちはまるで金を失うために生きているかのようだ。

▼自殺者養成マシン。射倖性を煽って煽って煽りまくる

パチンコ・パチスロは今でも莫大なギャンブル依存症を生み出しているのだが、今はもうパチンコは全盛期をとっくに過ぎている。パチンコ業界の全盛期は一九九五年から二〇〇三年あたりである。パチンコホールの店舗数で言うと、一九九五年が最も多く一万八二二四店舗もあった。

この当時の世の中はバブル崩壊が鮮明になって日本経済はどんどん悪化していく最中にあったのだが、皮肉なことにパチンコ産業はバブル崩壊した後から全盛期がやってきた。

パチンコ業界を変えたと言われている「CR機」が登場したのは一九九二年なのだが、この「CR機」が射倖性を煽りに煽る結果となって一九九五年以後の全盛期を支えたのだ。逆に言えば、これが莫大なギャンブル依存者を生み出す元凶となった。この当時のことを知るパチンコ愛好家は「あの頃は凄かった」と懐かしそうに私に語った。

その前に「CR機」というのは何なのか。

「簡単に言ったら、プリペイドカードを読み込ませて遊ぶパチンコ台をCR機と言ってました。それまでは百円玉や五百円玉を入れて遊んでたわけです。それがプリペイドカードになりました。店内の島の端っこにカード販売機なんかが置いてあって、そこで三千円とか五千円とかでカードを買います。それから、台に戻ってそのカードを読ませて遊ぶんで手間でしたけどね」

CR機の「CR」というのは何の略なのかは業界でもはっきりしていないらしいのだが、恐らく「Card Reader」のことではないかというのが有力説だ。それまではパチンコ台に金をぶち込めば連続してパチンコができたのに、なぜパチンコホールはプリペイドカードを買わせるような面倒くさいことを客に強いるようになったのか。

それを望んだのは、実はパチンコ業界ではない。税務署や警視庁だ。現金だとパチンコホールがいくらでも売上をごまかせる。そのため、パチンコ業界は常に「脱税の温床」であった。

現金を回収する方式だと、客がパチンコでいくら使ったのかはホールしか把握できない。それこそ機械を開けて百円玉だとか五百円玉なんかをじゃらじゃらと集める時に、一握りを自分のポケットに突っ込んでも誰も分からない。

店員が故意にそうすることもあるかもしれないが、店の経営者が悪意を持ってそれをすると、もはや誰も本当の売上が分からなくなる。警察庁も税務署もその辺のことはよく知っている。だからこそ「お上」は取りっぱぐれをなくすために、ＣＲ機を押しつけたのである。

＊

ＣＲ機はプリペイドカードを使う。それが何枚売れたのかはカード販売機の方で記録できる。つまり、そこを押さえれば、現金機と違ってほぼ正確な売上が集計できるということになる。そのカードもカード会社が回収してカード会社が集計するように念が押されていた。警察庁も税務署もパチンコホールをまったく信用していなかった。お上には好都合な機械がＣＲ機だった。

しかし、そんなものを押しつけられてもパチンコホールは抵抗するに決まっている。客の方から見ても、残高がなくなれば席を立ってプリペイドカードを買いに行く必要があるわけで面倒くさいことこの上ない。

このためCR機が出た一九九二年八月からしばらくは、ほとんど導入が進まなかった。そこで警察庁は「CR機の確率変動機能は許可する」ことにして、無理やりこれを普及させることにした。「確率変動機能」というのは「大当たりが出る確率が変動する」という意味である。大当たりが出る確率がCR機の方が高いというのであれば、みんなCR機の方を打つようになる。CR機が人気化する。そこでパチンコ業界は「脱税ができなくなった代わりに射倖性をどんどん高めて客に金を使わせればいい」という発想になって、一九九三年からやたらと確率変動、連続して大当たりが出る機械がどんどん入り込むようになった。

それは、いつしか「爆裂機」と呼ばれるようになった。

パチンコ業界は、この爆裂機の存在で一九九五年から二〇〇三年の期間に全盛期を迎えたのだった。これはパチンコ業界には良いことではある。しかし、この爆裂機の存在によってギャンブル依存症になる客が続出し、サラ金・闇金に金を借りて追い込みをかけられて、家庭崩壊・行方不明・自殺する人が続出した。

この当時に弁護士をやっていた私の知り合い（現・更生保護法人）は、扱った消費者破産の半分はパチンコ絡みだったというのだが、実はこの頃はパチンコホールと消費者金融は密接にビジネス連携をしていた事実もある。

パチンコ屋の二階や隣が消費者金融の窓口になっていて、ホールの店員が消費者金融に誘導

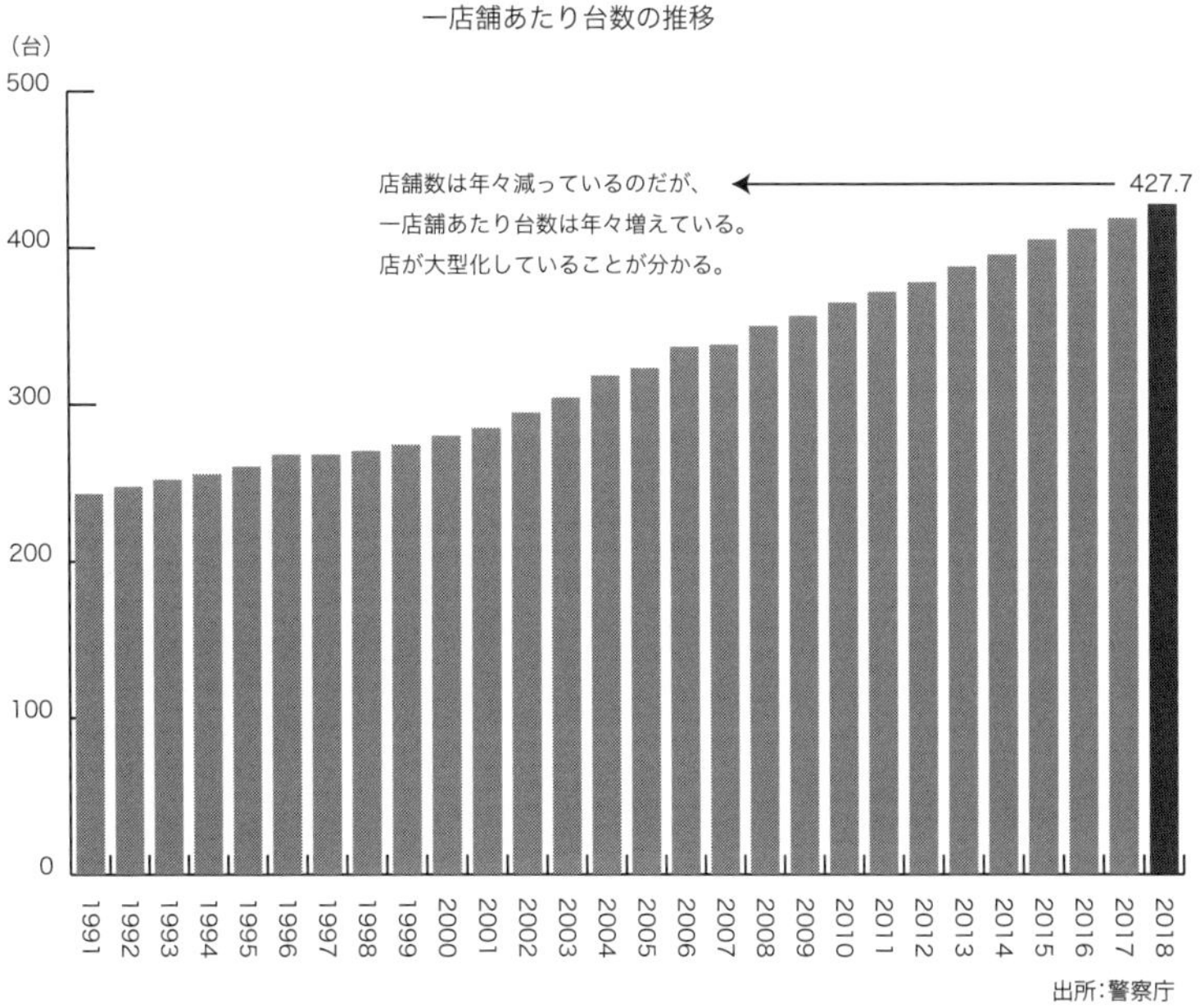

したり、パチンコホール内で近くの消費者金融の行き先が書いたティッシュを配っていたりして、あからさまに消費者金融を勧めてパチンコに金を注ぎ込ませていたのである。

＊

この当時、二〇〇二年には初代『ミリオンゴッド』という凄まじい爆裂機が存在した。二〇〇二年に登場したこの機種は出玉記録を次々と更新していく「超」が付くほどの爆裂機だったのだが、二〇〇三年十月には検定取り消し処分がなされる問題の機種だ。

ＳＡＧＳ（ギャンブル依存症克服支援サイト）の責任者である奥井隆さんに「特

にパチンコ依存者を生み出す危険性の高い機種、高かった機種はどれですか？」と質問したことがあった。奥井さんはこのように答えてくれた。

「パチンコでは、『ダイナマイト』『大工の源さん』とか『それゆけ浜ちゃん』とかがあります。いずれも大量出玉が期待でき、連チャン数が多いという特徴がありました」

しかし、奥井さんはそれよりも何よりもパチスロの『初代ミリオンゴッド』が凄まじかったと述べる。当時、このマシンはこのように呼ばれていたという。

「自殺者養成マシン」

自殺者養成マシン……。強烈なインパクトである。パチンコ業界は射倖性を煽れば煽るほど、客がのめり込むことをCR機で確信し、極限まで射倖性と依存性を追求するようになっていったのである。この依存性の高さというのは、どのように生まれるのか。

「依存度の高い機械とはズバリ言いますと、賭博性が高く射倖心を煽りやすいマシンです。つまり、出るときは止めどなく吐き出し、出ないときは底なし沼の如く吸い込む機種です」

奥井さんはこのように説明する。

「一度のチャンスで大量の出玉が得られるというのは、賭博性の高いマシンとしての必須要素です。連チャンが多く大量出玉が実現でき、演出や効果に優れているマシンといえるでしょう」

『初代ミリオンゴッド』はまさにそれを満たしている機械であったようだ。だから、多くの依存者を出して「自殺者養成マシン」と呼ばれるようになった。この機種については、奥井さんも深く印象に残っているようだ。

「千円分のコインでせいぜい回せるのは二十プレイくらい、冗談抜きに一時間で三万円吸い込みました。一日プレイしたら、二十万くらい平気で無くなる恐ろしい機種でした。やられている客は、しょっちゅう近くのコンビニや銀行のＡＴＭ通いです。プレイヤーが、サラ金というトラップに最もハマりやすいマシンでしたね」

「私は三万八千枚出したことがありますが、一日中出っぱなし（タコ出し状態）です。特殊なゾーンに入るとずっと液晶画面の背景が『夜のお花畑』になり、そうなればほぼ二万枚くらいは確定しました」

＊

負ければ一日で二十万円は吹っ飛んでいく。

勝てば七十万円でも八十万円でも勝てる。

パチンコの全盛期を担った爆裂機はそのような状態であったのだ。しかしながら、この射倖性の高さは社会問題と化して、こうした「ヤバい台」はどんどん規制されていく。

『初代ミリオンゴッド』は二〇〇三年十月に検定取り消し処分となっていたのだが、同時期に『アラジンA』『サラリーマン金太郎』というパチスロも一緒に処分を受けていた。

これらの爆裂機が規制されるようになってから、パチンコ業界は徐々に勢いを失い、それが今に至っている。これらの機種が活躍していた爆裂出玉時代こそが、パチンコの黄金時代であったということでもある。

しかし、「射倖性を高めれば客が押し寄せて儲かる」という図式は分かっているので、パチンコ業界は以後も必死で射倖性を煽ろうとしており、これが二〇一一年頃に登場した「MAX機」につながっていく。

この「MAX機」というのは、規制ギリギリまでギャンブル性を高めた機械である。「ギャンブル性を高めた」という部分をもう少し具体的に言うと、「負ける金額も大きいが、当たれば金額が大きい」というものである。

MAX機は楽に勝てない。どんどん金を失っていく。しかし、当たれば儲けも大きい。失意と歓喜の幅が大きい。それがゆえに「MAX＝最大限」なのだが、これが依存者の依存度を高めていく。

とにかくパチンコホールは規制をかけられても、何とかして射幸心をMAXにして客を取り戻したい。だから、パチンコ業界は規制は厳しくなるものの、人を依存に落とす心理的な仕掛けを随所に散りばめてパチンコの「養分」となる人を大量に生み出し続けたのだった。

しかし、こうした動きはしばらくすると警察による規制で厳しく締め上げられて撤去を余儀なくされることになる。パチンコ依存者やパチンコというビジネスの仕組みを客観的に見ていると、パチンコはどう見ても「ギャンブル」だが、実は警察はパチンコをギャンブルとして認めていない。パチンコは「娯楽」だというのである。

娯楽である以上は、ギャンブル性が高い台は許されない。

だから、「ＭＡＸ機」も二〇一七年に全台撤去されることになって、パチンコ業界はより厳しい規制の中で自分の首を絞めることになった。

▼所沢にて。年利一〇九五％の闇金が「うちは良心的」と言う

一九九五年から二〇〇三年までの爆裂機時代は、パチンコの全盛期であると共に消費者金融の全盛期でもあった。この当時、消費者金融は実質年率三十パーセントもの金利を利用者から取っていて、さらに取り立ても暴力的だった。

消費者金融とパチンコはやりたい放題のビジネスを繰り広げて暴利を貪っていた時代であったと言っても過言ではない。

パチンコ依存者は射倖心を極限まで煽り立てる爆裂機の存在でたちまち依存症に仕立て上げられ、金がなくなったら消費者金融が金をどんどん貸し出して暴力的に回収していき、消費者

金融に食い物にされた。

しかし、サラ金の執拗な取り立てでも返せなくなるとどうなるのか。そこから闇金の領域に入る。

二〇二一年二月、私は埼玉県の西武池袋線・所沢駅を降りて百五十メートルほど歩いたところに建っている団地に向かっていた。この団地の一DKの部屋に、六十一歳の男性、住吉和彦さんが一人で住んでいる。

住吉さんは片目がよく見えなくなったので、今はもう仕事をしておらず生活保護を受給して生活している人だった。左目が見えなくなったのは四年前だったと言う。その頃、住吉さんは製紙工場でアルバイトをしていたのだが、「仕事で重い荷物を運んでいる時に眼球内の血管が切れた」と住吉さんは言った。

病院で何度も眼球内の液体を入れ替えるための注射を打ったりしたのだが治らなかった。そうしているうちに、眼球が萎縮して失明した。そんなことがあるのかと驚いていると、住吉さんは「こうなったのは酒とタバコのせいだと思う。酒呑みは目をやられるのが多いよ。みんな失明するんだよ」と私に言った。

私と話している間、住吉さんはタバコに火を付けて部屋の中でタバコを吸っていた。灰皿は、水を入れた小皿を使っていた。吸い殻と灰がびっしりと小皿にこびりついている。

テレビは点けっぱなしだが、住吉さんはほとんど見えていないので音だけだ。台所には洗い物が放置され、積み上げられ、ゴミが詰められたコンビニのビニールが散乱し、カップ酒の空瓶もあちこちに転がっていた。典型的なゴミ屋敷だった。

興味深いことにアップル社のアイパッドが住吉さんの手元にあってそれが何となく不似合いだった。聞いてみると、以前は設備系機械の点検などの仕事もしていて、その時にパラメーターの項目入力でアイパッドを使っていた。それで、私生活でも自然に使うようになっていたのだった。

アイパッドは片目でも見やすいポジションを調整して見られる。そのため、住吉さんは今はもうテレビよりもアイパッド中心になっていて、布団の中でユーチューブを見たり、ニュースサイトやブログを読んだりしている。私のブログも読んでいたりして、私のことをよく知っていた。

＊

住吉さんは若い頃からずっとパチンコ依存だった。三十三歳の頃に結婚しているのだが二年で離婚した。結婚する前からパチンコで借金があったのを妻に言わず、結婚してから借金がバレて関係が悪化した。かと言ってパチンコもやめられず、毎日のように金のことでケンカして二年で関係が完全に破綻した。

「パチンコなんか政府がぶっ潰したらいいんですよ。中毒になったら本人はやめられない。でもパチンコ屋が世の中から消えたらやめられる。だって、やろうと思ってもないんだから。政府がパチンコ屋をぶっ潰したらパチンコ中毒はみんな治りますよ」

住吉さんはそのように言った。

「パチンコ中毒になって地獄なのは、いっつも金がないことだね。だって稼いだ金を全部パチンコに注ぎ込んですっちゃうんだから金なんかあるわけない。僕なんか、ずっとサラ金・闇金に追われっぱなしでしたし……」

住吉さんは結婚前から友人や消費者金融に金を借り続けていたのだが、四十代に入って二百万円近くの多重債務が返せなくなった頃から「闇金」から金を借りるようになっていたのだった。サラ金で金を借りて自転車操業をしていたという人はよく聞くが、住吉さんはより深いところに落ちていったということになる。

「闇金はどうやって見つけたんですか？」

私がそのように聞くと、住吉さんは不思議なことを言った。

「僕は闇金を探したんじゃないです。闇金が勝手に僕のところに電話をかけてきたんです」

「じゃ、闇金はどうやって住吉さんの電話番号を知ったんですか？」

「詳しくは分からないけど、たぶんサラ金の奴らが僕の電話番号を売ったんじゃないかな。だって、それしか考えられないんですよ。タイミング的に言ったら、僕がサラ金に返済できなくなって、どこに電話しても審査で落ちまくってた時だったんです。サラ金から返せの電話が来てて、本当に返せなくて待ってもらうしかないと言った翌日だったはずです。サラ金が名簿を売ったとしか思えないです」

＊

住吉さんに声をかけてきたのは若い声の男だった。借金が膨らみ過ぎて消費者金融の審査にことごとく落ちている中で、若い声は「もし融資が必要だったら貸しますよ。ブラックでも貸せます」と住吉さんを力づけるように言った。

「関わったら大変なことになると思って電話で話しながら怖かったです。脇の下なんかびっしょりになってましたね。だけど、しばらく話してるうちに闇金がなんか神様・仏様に思えてくるようになりました。だって誰も金を貸してくれなくて困ってる時に、あんな明るく融資しますって言ってくれるんですから。地獄で出会った仏様状態です」

住吉さんは苦笑いした。闇金が仏様に思えるというのだから、正常な判断ではなかったというのが窺える。借りたらよけいに首が絞まるのだが、「貸してくれた」という点で救世主のように思えてしまうようだ。

「どれくらい借りたんですか？」

「初回は二万円が限度らしいです。ギリギリ二万円でお願いしました」

「利息はどれくらいだったんですか？」

「トサンです。十日で三割ですね。二万円だから六千円です」

十日で三割とは凄まじい利息だ。これは年利にすると一〇九五％となる。年利三六五％のトイチでも腰が抜けるような利息なのに、それをはるかに上回るトサンなのだから「地獄で出会った仏様」どころではない。どこから見ても「悪魔」としか言いようがない。

「でも闇金は、うちは良心的なんですとぬかしてました」

「トサンで良心的と言ったんですか？」

「他はトゴ（十日で五割）だから、って言ってました。トゴに比べたらトサンは良心的っちゃ良心的ですけど、でもボッタクリなのは間違いないですよ。やってることがめちゃくちゃです。でも借りるしかなかったですね」

こうやって住吉さんは闇金から金を借りることになるのだが、審査は免許証と現在の顔写真と銀行の口座番号を送るのと、職場や家族の住所や電話番号を記入した紙を提出するだけで、その日のうちに審査が通った。後で住吉さんは会社にも家族にも在籍確認の連絡が闇金からあったことを知った。

＊

「二万円はすぐに入ったんですか？」

「それが、一万四千円しか口座に入ってませんでした。話が違うんで闇金に電話したら先に金利の分が引かれてたんです。初回のお客さんはそうさせてもらってますって言うんですよ。いやいや聞いてませんよ、そんなこと。二万円入るつもりで計算してたんで、あれには参りましたね」

「足りない四千円はどうしたんですか？」

「まぁ、どうしょうもないです。これを、すぐに消費者金融の借金を返したら一瞬で金欠なわけです。当時はビルメンテの仕事をやってたんですけど、給料が入るのがギリギリ十日後で、一万五千円をサラ金に返して五千円で一週間食っていこうと思ってたんで、借りたはいいけど全然足りないんです。で、ここは勝負するしかないと……」

「勝負？」

「はい。パチンコで勝つしかないと……」

私が絶句して住吉さんを見ていると、住吉さんは自分のギャンブラー精神を自慢するかのように、無精ヒゲの唇を少しだけニヤリとさせて「いつものことですよ、そんなの」と私に言った。

「勝ったんですか？」

「人生賭けた勝負ですからね、一日やって少し勝ちましたよ。二万円にはならなかったですが、二千円か三千円は増えたと思います。まぁシケてますけど増えたのは事実です。生活費は足りませんでしたけどね」

「足りない分はどうしたんですか？」

そのように尋ねると、住吉さんはやや戸惑って何かを言うべきかどうか考えたようだった。そして、しばらくしてから口を開いた。

「今はもう時効だと思うんで言いますけど、パチンコで大負けして食費もなくなったら、いつも少し遠いコンビニに行ってちょっと万引きさせてもらってました。悪いとは思ったんで自分の食べる分だけで余分なのはやってません。一度も捕まったことないです。僕はいつも混雑したコンビニで万引きしてました。今はしてないですよ。そんなことしなくても、生活保護で食えるから」

私はまたもや最初に取材した荒木絵里さんを思い出した。パチンコ依存者はどんどん金を失って借金まみれになる。もしかしたら私たちは誰も意識しないだけで、パチンコ依存と万引きはかなり密接な関係にあるのかもしれない。

＊

住吉さんはその後も闇金と縁が切れなかった。

「最初、闇金から借りた借金はすぐに返してサラ金だけに戻ろうと思ったんです。いくら何でもトサンとかヤバいというのは誰だって分かりますよ。でも、十日後に返そうと思ったら、全額を返すには前日に予約を入れておかないと駄目で、予約がない場合は最高でも五千円しか返せない規則になってると言われたんですよ」

「全額返すと言ってるのに五千円しか返したらいけないんですか？」

「そうなんです。聞いてねぇって、そんなこと。もうめちゃくちゃですよ。それで十日後に五千円だけ返したんですけど、残りは九千円じゃないですか。その九千円にまた十日後にはトサンの金利がつくわけです」

計算してみると九千円の三割は一万一七〇〇〇円だ。

住吉さんから話を聞くまで知らなかったが、闇金はこうやって借金を全額返させないように仕向けて、多重債務者から引っ張れるだけ引っ張るのである。それが闇金の手口だった。闇金と縁が切れない状態の中で、サラ金の方も多重債務になっている住吉さんは給料をもらった翌日にはもう金欠になってしまっていて、そんな時に闇金がまた絶妙なタイミングで「今度は一万円融資しますよ」と言ってくる。

結局、住吉さんはサラ金と同時に闇金からも金を借りまくるようになった。パチンコも人生賭けた勝負に何度も勝てるわけではなく、首が絞まっている時にまた新しい闇金から電話がかかってくるようになり、住吉さんは次々と借りて借金の自転車操業を繰り返し続けた。

この自転車操業はどのように終わったのか。

「闇金からは十社くらい借りたと思います。最初に借りた闇金もずっと借りていて、遅延もあったので最終的に二十万円以上も残があると言われました。それでどうしても返済が遅れるとなった時に、それなら銀行口座を買い取ると言われて銀行口座と引き換えに一万円を棒引きしてもらいました。通帳と、キャッシュカードと、インターネットのIDとパスワード全部送りました。そう言えば、闇金への返済の口座って毎回変わるんですよ。あれって返せない奴の口座を闇金が使い潰してる口座なんだなと、その時に初めて知りましたね。これが僕の致命傷になりました」

「どうなったんですか？」

「闇金に口座を売って一ヶ月くらい経って、僕の銀行口座の全部が使えなくなってしまったんです。闇金に売った銀行だけじゃなくて全部です。どうやら犯罪に使われたらしく、他の銀行にも情報がいったらしいです。それに新しい銀行口座を作ろうと思っても作れないんですよ。会社に闇金の事情を話したら即刻クビで、口座の売買は犯罪行為だから無料の弁護士のところに相談に行った方がいいと言われて相談に行きました。そしたら、弁護士さんに警察に自首した方がいいと言われて……。自首と言いますけど、僕は闇金の被害者だと思ってたんで全然納得いかなかったですけど、銀行口座を売ったのは犯罪というので、仕方なく自首しました。罰金刑で六十万円でした。サラ金に闇金に罰金刑。もう終わりですよ。そこで弁護士さんに自己破産を勧められて、やっとサラ金と闇金の借金がなくなりました」

自己破産した後、住吉さんはアルバイトで細々と引越作業員、解体工事業、倉庫の荷物出し等々の仕事に就いて暮らしていたのだが、三年前まではやはりパチンコを続けていた。

「自己破産の前はずっと死ぬことばっかり考えてましたからね。死なずに済んだので、もうパチンコはやめようと。でもやっぱりね、ずっとやってたからいきなりやめるなんてできないんで、チビチビとパチンコやってました。気合いは入ってないです。だらだらと時間潰してるだけ。それで三年前に目が駄目になってから、もうパチンコはしなくなりました。生活保護で食ってますけど先はないですね」

住吉さんは私に話をしている間ずっとタバコを吸っていたが、最後にタバコの煙を大きく吐いて何度か咳をした。

「パチンコなんか政府がぶっ潰したらいいんですよ」

住吉さんは何度も何度も私にそう言った。

第七章　蒸発される側

▼伊勢佐木町にて。パチスロで蒸発したひとりの男のこと

横浜の京浜東北線の関内駅を降りると、すぐに伊勢佐木町になる。横浜で最もお洒落なこの街は二〇〇〇年に膵臓ガンで亡くなった歌手・青江三奈の『伊勢佐木町ブルース』で全国に名の知られている場所でもある。

この伊勢佐木町を貫くのが「伊勢佐木町商店街」なのだが、関内駅側の入口を遠景で見ると、最も目立つのは伊勢佐木町地域最大と謳われているパチンコ屋「ＰＩＡ伊勢佐木町」だった。

上部が斜傾になっている白い五階建ての巨大ビルには六九〇台のパチンコ台、四五一台のパチスロ台が設置されている。私はここで、坂巻こずえさんとふたりで店内を見て回っていた。

坂巻さんも私もパチンコ・パチスロはまったくしない。パチンコをやらない者同士がパチンコ屋に入っても、目の前の機種が何だか分かるわけもなく、やる気もなく、話も盛り上がるわけでもない。

一階と二階にある四円パチンコの様々な機種のパチンコ台をぼんやりと見つめながら、「大きなパチンコ屋ですね」「ここも大きいけれど、埼玉県大宮にあるパチンコ屋はここの三倍くらい大きいんですよ」と、互いに気の入らない会話をしながらエスカレーターで三階まで向かった。

三階には二十円スロットの台が置かれていて、人気の台が並んだ列にびっしりとパチンコ・ユーザーが座ってゲームに集中していた。坂巻さんもパチンコには詳しいわけではないのだが、それでも三階にあった機種がパチンコ機ではなくパチスロ機であることは瞬時に分かったようだ。

「これ、パチスロですね」

坂巻さんの言葉を聞きながら、私はうなずいた。

パチスロに坂巻さんが反応するのは理由があった。彼女と一緒に暮していた「元カレ」は今もなお行方不明だったのだが、その直接的な原因となったのが、まさにパチスロだったのではないかと彼女は考えていたからだ。

＊

坂巻さんは物静かで知的な雰囲気をたたえた女性だった。小柄で、眼鏡の奥の眼差しも柔らかかった。元々は大手の外資企業で長らく派遣社員として働いてきたことがあったことも影響しているのか、それとも性格なのか、話し方も理路整然としていて非常に好感が持てた。

しかし、この物静かな雰囲気は坂巻さんの一面であって、話を聞いてみるとまったく別の側面もあることがすぐに浮き彫りになる。彼女は外資企業を辞めてから、自分の時間を確保しつつ金を稼ぐために「夜の仕事」を選んだ女性でもあったのだ。

キャバクラにも在籍したこともあったが、性に合わないので静かな環境で仕事が行えるメンズエステ業界の方に軸足を移した。風俗ではないので身体を売る必要はないのだが、夜の歓楽街で働く仕事であるのは間違いない。知り合う男たちもまた夜の男たちとなっていった。そんな中、自分の店に在籍する、孤独で暗い目をしたひとりの男性に坂巻さんは惹かれるようになる。

「裏社会に生きている男は、裏社会特有の暗い目つきをしていますよね」

坂巻さんはそのように言った。この男性は三十代だったが店が用意した寮に寝泊まりしていて、ひたすら真面目に働いていた。

やがて、坂巻さんはこの男性と付き合うようになった。しばらくして彼は彼女の住んでいたマンションに転がり込み、同棲するようになった。その中で、彼女は自分のマンションに転がり込んできた「彼氏」の壮絶な生い立ちを知るようになる。

彼は小学生の頃に母親が蒸発して非行に走り、数々の暴力事件を起こして逮捕され、地元にいられなくなって日本を点々として暮らし、小さな暴力団に入り、薬物事件で実刑判決を受けて二年間ほど刑務所に入っていた。前科八犯。ほとんどが粗暴犯としての逮捕。それが、彼氏の経歴だった。

目の前の知的で聡明な女性と、付き合っていた彼氏の典型的な裏社会の経歴はとてもちぐはぐな感じで、私は話を聞きながらめまいを覚えるほどだった。

この彼氏が自分でアパートやマンションを借りられなかったのは、実は身分証明書がなかったからだった。彼は住民票どころか、銀行口座すらも持っていなかった。持てなかったのだ。

「銀行口座がないと何もできないんですよ。派遣の仕事さえできないんです。給料の振り込み先は銀行なので、銀行口座がないと仕事すらできないんです」

坂巻さんが尽力して住民票を彼氏の出身地から取り寄せ、自分のマンションの光熱費の支払いなどを見せてやっと銀行口座だけは作れた。

彼氏は彼女のマンションに転がり込んでからしばらくして店を辞めたので、とにかく銀行口座がないと始まらなかった。新しい仕事をして人生を立て直すには、何はともあれ給料の受け取りのために銀行口座がどうしても必要だったからだ。

＊

一緒に暮らし始めてから、彼氏は二人が知り合ったメンズエステの裏方の仕事を辞めたのだが、前科を持った男を雇う会社はそうそう見つからない。探しても、夜の仕事か建設作業の仕事しかない。彼氏はやっとのことで建設作業の仕事を見つけるのだが、すぐに辞めてしまう。

しかし、もしかしたら彼氏は「職」を持っているつもりでいたのかもしれない。坂巻さんに「パチスロで稼いでいる」と話していたからだ。

「俺はパチプロなんだ」

彼氏は坂巻さんに言った。考えてみれば、パチンコ・スロットは経歴も職歴も何も問わない世界で、「とにかく勝てば金が入る」のである。仕事と言えば仕事でもある。坂巻さんが持っていたパソコンで彼氏は動画を見ていたのだが、その履歴のほとんどはスロットを攻略するための動画で、彼氏がマンションに持ち込む雑誌も大半がパチンコ・パチスロ専門の雑誌だった。

これで稼げていればいいのだが、実際にはまったく稼げていないことを坂巻さんは知ることになる。何度も何度も、彼氏は彼女に「嘘」を言って金をせびるようになっていったからだ。

「すぐバレるような嘘ばかりだった。ほぼほぼ、すべてが嘘だった」

坂巻さんはそのように言った。

「大切な人が死んだ。永代供養のために金がいるので貸してくれ」と言って、彼女から金を借りた。「財布を落としてしまった」と言って、彼女から金を借りた。「仕事が見つかったが交通費が出ない」と言って、彼女から金を借りた。

彼氏は身分証明書がなくて携帯電話も自分名義で手に入れることができなかったので、坂巻さんは自分の名義で携帯電話を契約してスマートフォンを彼氏に渡していた。

ある日、彼氏は「携帯電話を落として修理に出した」と彼女に伝えた。しかし、何ヶ月経っても携帯電話が戻って来ないので、坂巻さんが「どうなっているのか私が聞いてみる」と言うと、彼氏は「焦らなくてもいい」と言って彼女を止めた。後になってよくよく考えると、携帯

都道府県別・遊戯設置台数

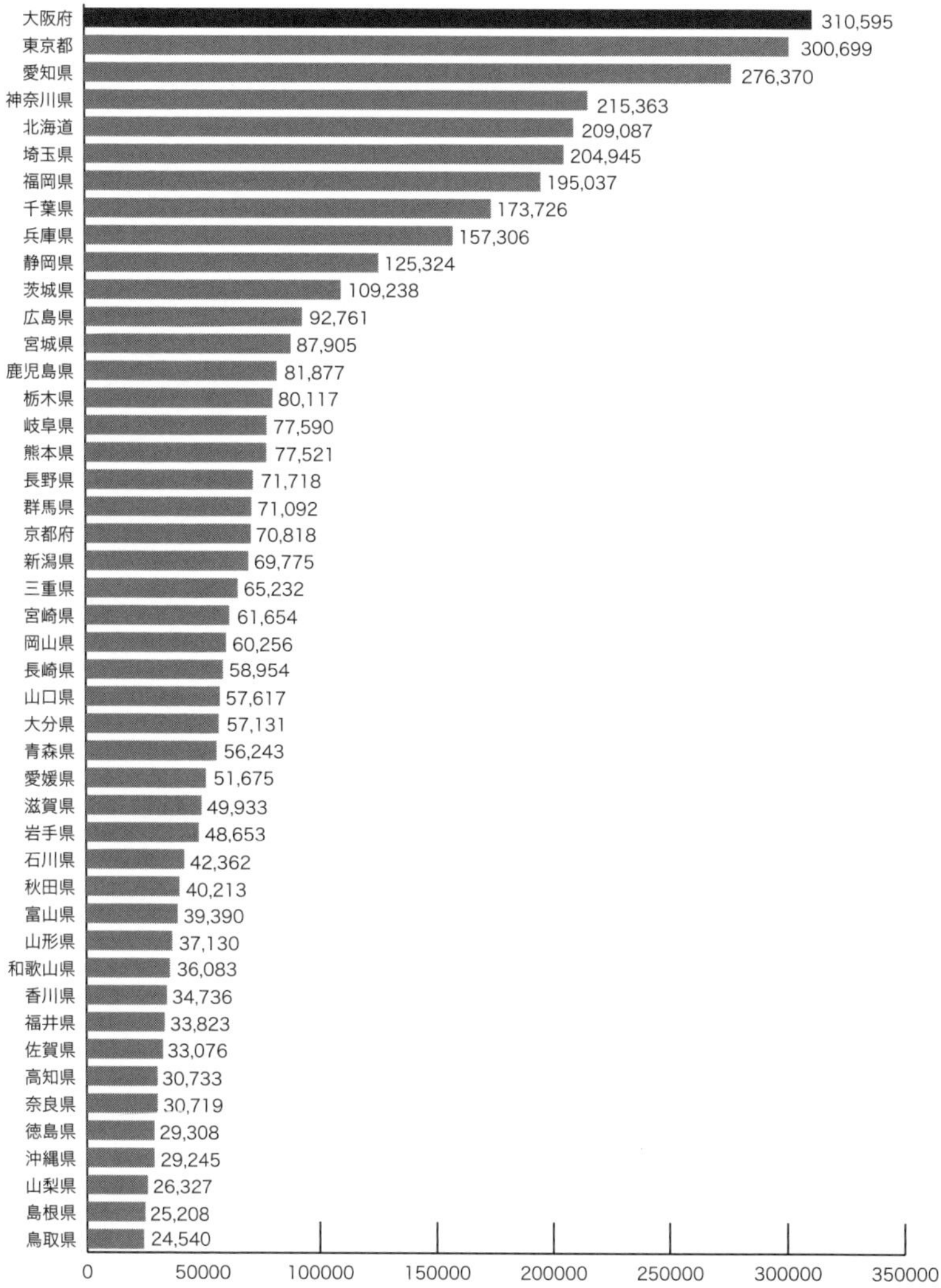
大阪府 310,595
東京都 300,699
愛知県 276,370
神奈川県 215,363
北海道 209,087
埼玉県 204,945
福岡県 195,037
千葉県 173,726
兵庫県 157,306
静岡県 125,324
茨城県 109,238
広島県 92,761
宮城県 87,905
鹿児島県 81,877
栃木県 80,117
岐阜県 77,590
熊本県 77,521
長野県 71,718
群馬県 71,092
京都府 70,818
新潟県 69,775
三重県 65,232
宮崎県 61,654
岡山県 60,256
長崎県 58,954
山口県 57,617
大分県 57,131
青森県 56,243
愛媛県 51,675
滋賀県 49,933
岩手県 48,653
石川県 42,362
秋田県 40,213
富山県 39,390
山形県 37,130
和歌山県 36,083
香川県 34,736
福井県 33,823
佐賀県 33,076
高知県 30,733
奈良県 30,719
徳島県 29,308
沖縄県 29,245
山梨県 26,327
島根県 25,208
鳥取県 24,540
0
50000
100000
150000
200000
250000
300000
350000

出所：警察庁保安課

電話を中古屋で売って金に替えていたのではないかと彼女は思い至った。

それだけでなく、やがて坂巻さんは自分の財布から金が抜き取られていることにも気づくようになった。このままでは大変なことになりそうだと思った彼女は、マンションに置いてある貴重品をすべて貸金庫に預けて隠し、「貸したお金を返してほしい」と彼氏に伝えた。

そんな中、坂巻さんが仕事から戻って来ると、彼氏は持ち物をすべて彼女のマンションに置いたまま戻って来なくなっていた。何の前触れもなく、彼氏は姿を消した。今もなお「蒸発」したままだ。彼の母親が彼を捨てて蒸発したように、彼氏もまた彼女を放置して消えた。

＊

坂巻さんは最初、「この暗い目をした前科持ちの彼氏は悪い仲間に入れ知恵されて、私を計画的に騙していたのではないか？」と思っていたようだ。

しかし、そうではなかった。

パチンコ・スロットの依存者は「金を借りるため」「パチスロを続けるため」に、とにかく嘘・嘘・嘘のオンパレードとなる。家族やパートナーに見え透いた嘘をついて金を借りるのはパチンコ依存者の「最大の特徴」なのだ。

すべてのギャンブルは、たまに勝つことはあってもほとんどはプレイヤーが負けるように設定されている。そうでなければギャンブルは事業として成り立たない。パチンコホールも要塞のようなビルが建っているというのであれば、それだけの金をプレイヤーが負けてきたということに他ならない。

ギャンブル依存に落ちていくと、すべての人がどんどん金を失っていく。そうすると、ギャンブルをする金を工面するために、消費者金融で金を借りまくるか、もしくは近くにいる人から金を借りるしかない。

パチスロにのめり込んでいた彼氏も、典型的なパチンコ依存者の特徴を見せているのは明らかだった。

負けが込み、どうにもならなくなってしまうと、とにかくまわりにいる人から金をせびるしかない。しかし、「パチスロで負けたから金を貸してくれ」と言って金を貸してくれる人などひとりもいない。更生や生活苦のためだったら金を貸す人はいても、パチスロみたいなギャンブルに使う金を貸す人などいないのだ。

だから、ギャンブルに金を使いたい人は、とにかく金を工面するために行き当たりばったりの嘘をつくしかなくなっていき、やがては見捨てられて切られるか、自分から去るしかなくなってしまうのである。

彼氏はほとんど何も持たないで忽然と蒸発した。住民票を取り寄せて必死に手に入れた銀行通帳も放置されたままだった。坂巻さんがその銀行通帳を打ち出すと、残高はゼロだった。

しばらくして坂巻さんは警察に行方不明届を出した。一年後、警察から電話があって「消息はつかめないのだがどうするか」と尋ねられて、彼女は行方不明届を取り下げた。もう、彼氏は戻って来ないという確信が坂巻さんにはあったようだ。

パチスロで蒸発したひとりの男のことを、坂巻さんは淡々と私に語ってくれた。そして、彼女は最後にこう付け加えた。

「彼は結婚したいとずっと言っていました。本心なのか、そう言っていれば女性をつなぎとめられると思っていたのかどうなのか分からないのですが、私は後者だと思います」

▼新潟にて。パチンコに狂い、会社の金を使い込んで蒸発した夫

私に連絡をくれた松島美花という女性の夫も、パチンコで蒸発している。

松島さんの夫は二十五年前に地元の新潟から蒸発しているのだが、その原因はパチンコだった。夫は当時二十五歳で銀行員だった。その頃、彼女と夫には五歳と二歳の子供がいたのだが、夫はいつの頃からか、ほぼ毎日のようにパチンコをして帰ってくるようになっていた。閉店間際までいたので、帰りはいつも二十三時過ぎだ。

「サラ金での借金や銀行員として集金したお金の使い込みなど二千万円ほどの借金があったと聞いています。借金は夫の両親が返済したのだと思いますが不明です。地元はパチンコ屋が数

多くあり依存症で家を手離した人もいます。他に娯楽がないせいか、ハマってる人が多いイメージでした」

松島さんはそのように述べた。

パチンコは人口比で見ると首都圏よりも田舎に集中する傾向がある。田舎では他に娯楽がないので、人々はどうしても身近にあるパチンコという娯楽に向かってしまう。しかも、田舎なので人々は店内で「馴染みの顔」を見つけて、パチンコホールが地域の共同体のようになってしまい、ますますのめり込む人が増えるという傾向がある。

しかし、松島さんの夫の「のめり込み」は常軌を逸するものだった。

仕事中にもパチンコに行き、自分の所持金だけでは終わらず、銀行員として集金した金も使い込み、友人たちからも一人三十万円ほどの借金をして、さらに消費者金融での借金もあった。典型的な「パチンコの養分」になっていたのだ。

二人の子供を抱えた松島さんは生活に必死だった。夫にこれ以上パチンコで借金を増やして欲しくなかった松島さんは、何とかクレジットカードを取り上げようと、わざわざ夫の会社にまで乗り込んで詰め寄ったこともあった。

「私が夫の両親に、パチンコにハマってサラ金で借金をしているから何とかして欲しいと相談しても、夫は夫の父親と一緒になってパチンコをしていたのでまったく話になりませんでした。逆に、義理の父親からも一万円を貸してくれと言われ、数回ほど貸したこともあります」

結局、松島さんの夫は借金を借金で回すという綱渡りすらもできなくなり、ある日、突如として家に戻って来なくなる。

蒸発したのだった。

＊

蒸発の兆候はまったくなかった。当日も閉店後に帰ってくると思っていたのだが、帰って来なかった。心配になった松島さんは真夜中に夫が出入りしていたパチンコ屋とその周囲を探してみたが、見つからなかった。

翌日、夫が「ママ、ごめんね。元気でね」と泣きながら電話をかけてきた。夫が逃げたのをその時に悟ったが、戻って来るのか戻って来ないのかはその時点では分からなかった。

どうしていいのか分からないまま、松島さんは車に子供を乗せて山の方や海などを走らせて必死になって夫を探した。もしかしたら自殺してしまうのではないかと松島さんは心配していた。夫の職場にも事情を伝えて大変なことになった。

捜査願いは夜中に出した。翌日、夫の両親に顛末を話したが、何の解決にもならなかった。

それどころか、松島さんがグルになって夫をどこかに匿《かくま》っているのではないかと疑う始末だった。

これは後になって分かったことなのだが、松島さんの夫は蒸発したその夜、知り合いの造園会社のトラックを盗み、埼玉県上尾市役所にトラックを乗り捨てて東京に向かい、その後はどのような経緯か分からないがソープランド街である吉原《よしわら》に辿り着き、そこで住み込みの仕事をしていたという。

「夫が蒸発してから、私と子供二人は母子寮へ引越しました。私は就職しましたが、事務員の仕事で手取りは十四万円。なんとか貯金をするために、時々コンパニオンや日雇いアルバイトをして三年後に県営住宅へと引越しました」

彼女が言う「母子寮」というのは、現在の「母子生活支援施設」なのだが、何らかの理由で家庭にトラブルを抱えてしまったシングルマザーを保護するための施設で、児童福祉法に則って行政がやっている。夫が急にいなくなったため、子供二人を抱えた松島さんは「母子寮」に頼るしかなかった。

「収入が低いため、母子寮での家賃は無料で、支払うのはガス水道電気代だけでした。毎日一人につき牛乳一本を頂き、とても家計が助かりました」

さらに松島さんは生活保護も合わせて考えていた。

「生活保護はもらえないのかと役所に行っても、テレビや車があるなら駄目ですと追い返されました。田舎なので車は一人一台、生活の足となるので車なしでは生活できません」

ただ、田舎で生活保護をもらいながら生活するというのは、まわりの目からもよく思われない。「あの人は生活保護で生活している」と後ろ指を指され、町中の笑い物になるという感覚だったのだ。そういうこともあって、松島さんは生活保護を受けず、子供二人を抱えながら必死で働いた。蒸発した夫からは、もちろん慰謝料も養育費も取れない。

「週末はスナックでアルバイト。私がアルバイトしている間は、子供たちは二人で留守番です」

夫とは縁が切れた。しかし蒸発後、夫がこっそりと彼女の前に顔を出したこともあった。謝罪や子供たちの行く末を気遣ってやってきたのではない。事もあろうか、自分が見捨てた妻に「金を借りにきた」のである。

「もう顔を出すな！」

彼女は夫を叩き出した。

＊

松島さんの話で絶句してしまうのが、パチンコ依存症になって社会のどん底《ボトム》にまで転がり落ちていった彼女の夫の行動だ。

銀行員が客の金を使い込んで、妻子を捨てて蒸発するというのもひどい話だが、逃げた先でも金がなくなったら、自分が捨てた妻のところに顔を出して「金を貸してくれ」と言えるのが、いろんな意味ですごい。並みの神経ではない。

松島さんの夫は銀行員だったのだが、銀行は一にも二にも信用を重んずる企業なので採用は非常に厳しく、入社時には犯罪歴の有無や人格調査や家庭調査も入り、かつては身辺調査も徹底して為されている。

今はプライバシー問題もあるので、昭和時代ほどの身辺調査はされないという話だが、それでも一般企業よりも厳しい採用であるのは間違いない。松島さんの夫も、そうした厳しい採用試験を経て銀行員となったはずで、本来は「固い人物」だったはずなのだ。

にも関わらず、パチンコ依存に落ちてしまったら、一般常識が吹き飛ぶような「養分思考」になっているのである。

蒸発した挙げ句、こっそり戻って来て「金を貸してくれ」というのだから、普通では到底理解できない言動ではあるが、「パチンコの養分」となってしまったら、もはや常識がすべて吹き飛んでしまうというのがこうした言動に表れている。

夫が蒸発して七年後、松島さんが三十五歳の時に、事務員として働いていた縫製工場が閉鎖されることになった。中国人研修生に技術を教え、本社が生産拠点を中国へと移したために工場は閉鎖されることになったのだ。

「介護の仕事へ転職しましたが、時給八百円で生活が安定することはありませんでした。子供が夜間留守番できる歳になり、夜勤含む四交代で手取りはやっと二十万円に届くようになりました。体が弱かったために、病気になりながらも必死に仕事をして貯金をしてきました」

パチンコ依存症になれば、本人はもとより家族の人生もめちゃくちゃになってしまうのが松島さんの人生でも分かる。妻子を数十年も、いや一生に渡って経済的にも心理的にも苦しめる。

「私にとってこの二十五年間は壮絶でした。その他いろいろな事がありました。もちろん私についてて来た子供たちには苦労をかけて申し訳なかったと思っています。でも借金は一度もしたことがなく、親からも援助してもらわずに一人でコツコツと頑張って来ました。二人の子供も今や二十九歳と二十六歳、大学を出て看護師とキャビンアテンダントになりました。やっと肩の荷が下りた感じでホッとしています」

パチンコで人生が狂った松島さんの夫は、蒸発した後にふたりの女性にそれぞれ子供を生ませていたということなのだが、人生は不遇だったようだ。

「夫は四十五歳で死去しました。心筋梗塞で孤独死だったとのことです」

松島さんは最後に付け加えた。

▼大阪湾にて。それでもやめられなければ、忽然と失踪する

父や母のいずれかがギャンブル依存で生活が極度の貧困に陥ったとか、父親が蒸発するとか、母親が蒸発するとか、普通の人生を送ってきた人間にとっては、そんな人生を送ってきた人がゴロゴロしているとは思えない。

ところが、である。

ギャンブル依存症の界隈の人たちの話を見聞きすると、「父親がギャンブル依存で極貧だった」というのは日常で、「自分の父親や母親がパチンコで蒸発した」という出来事ですらも、まるで何気ない日常のように起きていることに気付く。

インターネットでも、親がギャンブルで蒸発した想い出を書いている人も大勢いる。また、著名人の中にも家族の誰かがギャンブル依存症で家庭がめちゃくちゃだったという話をよく述懐している人がいる。

テレビなどで活躍して名の知られている人も、家族のギャンブル依存でひどい目に遭っていた人も多い。

ワイドショーで活躍している坂上忍氏は、父親が事業の失敗とギャンブルで借金一億円を残

して「蒸発」してしまっている。残された家族は、この父親の借金を返すために十年間も奔走して働いていた。

芸人・タレントとして活躍している田村裕氏は二〇〇七年に『ホームレス中学生』を出版しているのだが、田村氏の父親もまたギャンブルにのめり込んで借金まみれとなり、中学生二年生の時に自宅を差し押さえられて「中学生ホームレス」と化して、雑草を食べる生活に入った。

このギャンブル狂いの父親は、「これからはおのおの頑張って生きて下さい、解散！」と言って勝手に家族を解散してしまっている。

吉本の芸人である河合ゆずる氏も幼少の頃は貧困だった。女癖の悪い父が蒸発した後に母親が必死で家計を支えていたのだが、事業がうまく回らなくなると母親は起死回生のためにパチンコで大儲けを狙った。しかし、逆に大損してビルの屋上の用務員室で暮らさざるを得ないような状況に落ちてしまった。

ベテラン俳優の風間トオル氏は、五歳の時に両親が離婚して父親に引き取られるも、その父親も蒸発したので、今度は祖父母に育てられることになった。ところが、祖父は認知症で、祖母はパチンコ依存者だった。この認知症の祖父の面倒を子供だった風間氏が看ていたが、金がなくてずっと塗炭の苦しみを強いられていた。

女優の麻生久美子氏の父親もギャンブル狂で、いつも借金取りが家にやってきて家計は火の車だった。子供の頃は食べるものがないので、雑草やザリガニを食べて飢えをしのいでいた。

町田市議会議員の東友美《ひがしともみ》氏は公式サイトの政治理念の場所に「小学六年生の頃から、父があまり家に帰らなくなり、家族は厳しい生活を強いられました」と述べて、「大丈夫だよのひとことで、救われる人たちがいます」「私のような一般の市民が声を上げなければ行政は変わらない」と訴えている。

ところで、東氏の父はなぜあまり家に帰らなくなったのか。二〇一八年七月二十日、東氏は自らツイッターでこのような文章をしたためている。

「この際だから言いますが血縁の父はひどいパチンコ依存症でした。休日、家族で出掛けようと早朝から楽しみに準備するのですが、どんなに止めてもパチンコに行って夜まで帰ってきませんでした……（後略）」

＊

私が個人的に尊敬している経営者に「ＣｏＣｏ壱番屋」の創業者である宗次徳二《むねつぐとくじ》氏がいる。「商売の基本というのは、コツコツと地道に地に足を付けて一生懸命にお客様のために頑張ること」「社員との関係も心と心。お客様との関係も心と心。打算や、自分中心の考え方では絶対にダメです」と言い切り、その通りに生きる誠実さはとてもまぶしくて今の時代には貴重だ。それが宗次氏である。

ＣｏＣｏ壱番屋は今では世界最大のカレーチェーン店なのだが、二〇二一年二月の店舗数は一四七二店となっている。二〇二〇年八月にはカレーの本場であるインドにも進出したことで大きな話題をさらった。

宗次氏は一代でこの巨大なカレーチェーン店を築き上げて二〇〇三年には引退したのだが、この宗次氏もまたその生い立ちは過酷なものであったことが知られている。孤児院で育って三歳の頃に養父母に預けられたのだが、この養父が超が付くギャンブル狂で、電気代や水道代も払えないような貧困の中にあったのだ。

この養父のやっていたギャンブルは何だったのか。宗次氏は「パチンコだった」といくつかのインタビューで語っている。「養父は数百円でもあれば、それをパチンコに使っていた」とのことなので、養父は典型的なパチンコ依存であったことが分かる。

宗次氏はその養父を喜ばせるために、パチンコ屋に行っては捨てられたタバコの吸い殻を拾い集めていた。その吸い殻をほぐして葉を集めてそれをパイプに詰めればまた吸える。その吸い殻拾いを少年の頃の宗次氏はやっていた。

そして、あまりの貧困とパチンコ依存に養母は「蒸発」してしまったのだった。

＊

パチンコも含めてどのギャンブルも最終的には有り金をすべて吹っ飛ばしてしまう運命が待っている。ギャンブラーは、すべてとは言わないが、ほとんどが「養分」である。私が見聞きしてきた人はまさに養分と化していた。

そして彼らは吹っ飛ばした金を取り戻そうとして、借金をして「ギャンブルで失った金はギャンブルで取り戻す」と養分思考を発揮し、ますます損失を大きくして傷口を広げていく。

そして、借金が膨らむだけ膨らんでどうにもならなくなった瞬間に、ギャンブラーはすべてを捨てて「蒸発」してしまう。借金まみれの生活を捨てるだけでなく、家も家族もすべて捨てるのだ。

ギャンブル依存症に落ちた人間が消えるのは、実に日常茶飯事だった。

最初にどれだけ勝っていたとしても関係ない。大きく勝つ人は大きく負ける人でもある。パチプロで大きく勝っていた人も、突如として行方不明になることもあるのだという。ある時、突如として「消える」のである。

ＳＡＧＳ（ギャンブル依存症克服支援サイト）の責任者である奥井隆さんは、「私が知っていた攻略プロの一人は、吉宗の攻略一本で月に六百万円稼ぎ、愛人を三人抱えて豪華マンションで暮らしていましたが、突如として失踪していなくなりました」と述べた。

うまくいっていれば失踪しない。大損失で首が回らなくなったから失踪するのだろうと私たちは思う。ただ、突如として消える人は消える理由を公言して行けるわけではないから、消える理由は誰にも分からない。

「突然いなくなる。ただそれだけです。誰に聞いても飛んだ理由を知らないわけです。会合に出なくなる。見かけなくなる。連絡が途絶える。携帯に出なくなる。探している奴が居ると噂が流れる。……で、あいつ飛んだな、となるわけです」

奥井さんはそのように述べている。

*

ただし、パチプロの場合は必ずしも「大損失で首が回らなくなった」という理由だけで失踪するわけではないということを奥井さんは私に念を押した。プロのまわりには危険な裏の人間たちもつながっていく。

たとえば、こうしたパチプロは「攻略法」を使っているのだが、プロはこうした攻略法を「道具」と呼ぶ。この「道具」は数百万するほど高価なものがある。勝てる確率が高いものになればなるほど高額化し秘密化されるのだが、こうした攻略法を売っているのはしばしば暴力団や半グレやその界隈とつながりのある人間たちである。

こうした道具を手に入れ、それをリークさせるというのは、場合によっては命に関わることもある。

「攻略法の販売先とのトラブルは命がけで、私は数年前にまさに飛んでいる最中の男と会ったことがありますが、名前を伏せ住処《すみか》を替えて潜んでいましたね。殺されるとまで言っていました」

奥井さんはそのように述べる。

「道具」が使えるプロというのは、道具を巡って販売元と対立したり、ノミ屋とトラブルを抱えたりすると、それが原因で失踪せざるを得なくなることもある。さらに言えば、こうした裏側の世界では「夜逃げというのは余裕のある奴がするこっちゃ」と言われているようだ。

どういうことか。

失踪というのは本人の意志で失踪するだけではない。もしかしたら拉致されて「大阪湾の下にいるのかもしれない」という意味だ。裏の人間に関わってトラブルを起こしたら、裏の人間たちのやり方で「始末」されることもある。

パチンコの深い闇に落ちていって、最後には大阪湾の底に沈んだ人が本当にいるのかどうかは定かではない。しかし、そういう話が普通に出てくるくらい、パチンコ依存者たちの失踪や蒸発や行方不明は多いということでもある。

いずれにせよ、深みにハマればハマるほど人生のリスクは膨《ふく》れ上がる。養分になればなるほど、家族も巻き込んで貧困と不幸のどん底《ボトム》にまで転がり落ちる。そういう世界がパチンコ依存の裏側で広がっていた。

第八章　養分からの脱却

▼名古屋・浄心にて。正村竹一の情熱が日本人を地獄に突き落とす

パチンコについて調べていると、ギャンブル依存症を生み出すこの奇怪なマシンはいったい誰がどのように生み出したのかも関心が出てくるようになった。蒲田で会ったパチンコ依存の立花慎二さんは「名古屋はパチンコ王国と言われているくらいなんで、名古屋のことを調べたら面白いかもしれませんよ」と私に言っていたのだが、調べてみると確かに名古屋はパチンコ王国と言うにふさわしい土地柄であった。

この奇怪なマシンの歴史をたどっていくと、ひとりの男が見えてくる。

正村竹一《まさむらたけいち》という人物だ。

今のパチンコの釘のレイアウトも、それこそ七十年以上も前に、この人物が作り上げたレイアウト「正村ゲージ」を踏襲している。そして、パチンコに関わる人々は、彼を「パチンコの父」と呼んでいたのだった。

朝の九時頃に東京駅から新幹線のぞみに乗ると、二時間後にはもう名古屋駅に着く。私は駅を降りて久しぶりに名古屋名物のきしめんを食べて、すぐに名古屋駅から伏見に移動した。そして、そこから鶴舞線に乗って三つ先にある浄心《じょうしん》駅に向かう。

二番出口を上がると高速道路の高架下に出る。まわりを見回すと、特に何の変哲もないごく普通の町の光景が広がっていて私は少し拍子抜けする。

この高速道路の高架の裏側は江川端通商店街という通りになっているのだが、すでに両端の建物は商店街という様相ではなくなっている。ゆっくり歩いてみると、昭和時代で役目を終えた店の残骸だとか、ガレージだとか、空き地だとか、マンションが目立つ通りになっている。しばらく歩くと右側に、この場所にはやや不似合いな、茶色のレンガ造りの重厚で清潔な佇まいを漂わせた十五階建てのハイセンスな分譲マンションが見えた。まだ建って五、六年ほどしか経っていないマンションである。

「なるほど、ここがそうなのか……」

私はこのマンションをしみじみと見つめた。このマンションに用があったわけではない。このマンションのあった「場所」に興味があった。ここはかつて、『パチンコマサムラ』というパチンコホールがあった場所でもあった。

このパチンコホールを運営していた「正村《まさむら》商会」は競争激化と消費低迷で二〇一〇年六月に倒産している。

浄心の何事もないこの「場所」に過去を忍ばせるものはまったくない。この場所こそが、今の日本をギャンブル依存症まみれにしたパチンコの「発祥地」であったのは、あえて誰も触れずに消し去ってしまおうとしているかのようでもあった。

現在のパチンコの基本となっている釘や風車などを取り入れたスタイルは、一九四八年の「正村ゲージ」から来ている。これこそが「パチンコの父」正村竹一氏が考案したもので、この正村氏が商売をしていた場所、まさにパチンコが大量に生み出されていた場所が、ここだったのである。

*

パチンコは戦前から香具師《やし》がお祭りの時に箱を持ち込んで客に遊ばせていたというのだが、これが本格的なビジネスになったのは正村竹一が考案した「正村ゲージ」のパチンコ台が大ヒットしてからである。

正村竹一の自伝である『天の釘:現代パチンコをつくった男 正村竹一（鈴木笑子）』によると、この正村ゲージの特徴としてこのように記されている。

『この機械の表盤面には、四本の天釘とセンターケースの左右にアーチ型に打たれた釘、ドボンと呼ばれる入賞口に玉を誘導する八の字に打たれた釘など、全部でおよそ三二〇本の釘がデザインされたように打たれ、さらに盤面から上半分には六個の風車が配置されている。それは実に美しく、芸術的ですらある。釘一本一本に、客をいかに楽しませるかという情熱と心血を注いでいる創意工夫がみられる。このシンプルにして魅力的な釘の配列と、どの入賞口に入っても一〇個の景品球を自動的に払いだし補給する裏構造を一体化し完成させたことが、今日あるすべてのパチンコのスタートであった』

正村竹一はガラス商をしていたのだが、大工としても働いていた。さらに名古屋は日本有数のベニヤ板の生産地で、鋼球《ベアリング》の製造を請け負う工場も名古屋には多くあった。このベアリングは軍事用のものだったが、戦争が終わって大量に余っていた。つまり、名古屋には腕の良い制作者がいて、たまたまパチンコの生産に必要な素材が集中していたのである。

ここから名古屋がパチンコ製造拠点として地場を固めることになり、名古屋は「パチンコ王国」とも呼ばれるようになっていった。それは、今でもパチンコ製造メーカーが名古屋に集中しているのを見ても分かる通りだ。

奥村遊機　本社＝愛知県名古屋市昭和区（破産）
大一商会　本社＝北名古屋市沖村
京楽産業　本社＝名古屋市天白区中砂町
三洋物産　本社＝名古屋市千種区今池
サンセイR＆D　本社＝名古屋市中区丸の内

タイヨーエレック　本社＝名古屋市西区見寄町
高尾　本社＝名古屋市中川区
竹屋　本社＝愛知県春日井市
豊丸産業　本社＝名古屋市中村区長戸井町
ニューギン　本社＝名古屋市中村区烏森町
正村商会　本社＝名古屋市西区城西（破産）

＊

正村竹一氏自身は、別に日本人をギャンブル依存にしようと画策してパチンコ台の製造に勤しんでいたわけではないはずだ。戦後の荒廃の中で、パチンコは単なる「娯楽」に過ぎなかった。事実、正村ゲージで人々が遊んでいた時代は、パチンコは左手で球を詰めて右手で打つスタイルでのんびりしたものだった。景品もタバコが主だった。景品のタバコ一箱欲しさに人生を破滅させる人はさすがにいない。人々は暇つぶしにパチンコをやって、タバコを景品でもらえれば満足していた。

しかし、パチンコ機はその後急速に改良されるようになっていった。

まずは左手で一球一球込めなくても連発で打てる上皿付きのパチンコ台が生まれ、そしてそれが電動式になって連発で打てるようになっていった。ちなみに、上皿付きのパチンコ台を製作したのは名古屋の「豊国遊機製作所」、電動式パチンコを開発したのも名古屋のパチンコ台メーカーで「ツバメ製作所」という企業だった。

パチンコは急激に射倖性の高い娯楽へと変貌していき、やがて暴力団が景品を買い取ってそれをまたパチンコ屋に卸すという「換金」の仕組みが合わさった。これで、パチンコは「換金できる民間ギャンブル」へと変貌したのだった。これが一九五〇年代のことである。

パチンコという娯楽はここでグレーゾーンを抱えることになった。公営ギャンブル以外のギャンブルは禁止なのに、パチンコは換金できるギャンブルになってしまったのである。

パチンコホールの内外には暴力がうろつき、ギャンブル性の高まったパチンコ業界を警察も締め上げるようになった。パチンコ業界は暴力団を排除するための苦肉の策として、警察のOBを雇うようになった。

この時の暴力団排除のひとつの仕組みとして、「三店方式」が確立されるようになった。三店方式というのは、パチンコで受け取った景品を、客が景品買取所に持ち込んで、景品買取所が別のパチンコホールに景品を卸すという手法で換金を可能にするグレーゾーンの方法だ。

「店と関係のない景品交換所が景品を買い取っているので、パチンコ業界が換金しているわけではない」という理屈なのである。もちろん、これは紛れもない「脱法」だ。

二〇二〇年二月二十一日の第二百一回国会衆議院予算委員会公聴会の中で、日本維新の会所

属の衆議院議員・杉本和巳氏は、公述人として出席していた弁護士の新里宏二氏にパチンコに対する問題意識や規制についての意見を求めている。弁護士・新里氏はこのように答えていた。

「本当に日本でどうしてこんなにギャンブル依存症の方が多いのか。三百二十万人と言われていますけれども、これの一番の原因はパチンコです。三店方式という格好で、賭博ではないということで遊技として扱われているけれども、実際は、僕は賭博・脱法行為ではないのかなと。その意味では、きちっとした規制をさらに強化しなきゃならない」

ところが、警察がここに天下りして利権をむさぼっているので、誰がどう見ても脱法であるにも関わらず今もなお黙認され続けている。

＊

二〇一四年七月二十四日に「時代に適した風営法を求める議員連盟」が警察庁の担当官と会合を持ったのだが、ここで担当官は三店方式について「パチンコで換金が行われているなど、まったく存じあげないことでございまして」と述べたと報道されたことがあった。

誰でもパチンコで換金できることを知っている。それを警察は知らないと言う。いかに警察がパチンコ利権を手放さないかが分かるはずだ。

ギャンブルなのにギャンブルではないというパチンコ業界。

換金できるのに換金できないという理屈をつけるパチンコ業界。

パチンコに深く関わってきた人はこのあたりのパチンコ業界の「建前」をどのように思っているのだろうか。改めてＳＡＧＳ（ギャンブル依存症克服支援サイト）の責任者である奥井隆さんに聞いてみると、このように答えてくれた。

「パチンコ店で出玉やコインなどは、特殊景品と呼ばれる文鎮などに交換され、それらの特殊景品はパチンコ店のすぐそばや店舗敷地内にある景品交換所で現金化されています。景品交換所という一過程を踏むから、パチンコには現金のやりとりがない。だから賭博でないなどと考えている人など、この日本にはいません。パチンコが公然のバクチであることなど、小学生でも知っています」

そうなのだ。パチンコが公然たるバクチであることは小学生でも知っている。

「また同時に、この三店方式がパチンコにのみ許されている制度であることも大きな矛盾と言えます。三店方式がパチンコ店だけ許されて他の遊戯に許されない制度である大きな理由は、警察とパチンコ業界の癒着です。警察ＯＢにとってパチンコ業界は本当にありがたい天下り先です。私は仕事柄ちょくちょく警察署に出向きましたが、警察署内に貼られているカレンダーはパチンコ店の物がほとんどでした」

パチンコ業界が取り込んでいるのは警察だけではない。二〇二〇年まで存在していたパチンコの業界団体であるパチンコ・チェーンストア協会（現・日本遊技産業経営者同友会）には、政治分野アドバイザーとして多くの政治家を取り込んできた。日本遊技産業経営者同友会のサイトからは政治分野アドバイザーの項目がごっそりと消えているのだが、旧サイトには関わっている政治家たちの名前がズラリと記載されている。二〇二〇年九月十五日の最終データでは以下のような状況だった。

自由民主党　計二十名
日本維新の会　計七名
国民民主党　計七名
立憲民主党　計四名

「パチンコというギャンブルは警察と政治家に取り入り、市民の金と生活力を奪っているのです。この業界が消えれば、恐らくですが日本は生活保護の受給者も激減し、ベーシックインカム導入も可能となるでしょう。今のままベーシックインカムを導入しても、あの業界のエサになるだけです。パチンコ業界は、問題解決が難しい日本型のギャンブル依存症という大きな社会問題を生み出しました。そしてその結果、社会全体にも大きな損失《ロス》が現存しているのです」

奥井さんはこのように述べている。

結果的に社会全体に大きな損失《ロス》をもたらす業界となったパチンコだが、その発祥地である名古屋の浄心は、そこがパチンコ業界発祥の地であることを決して主張せず、ただ「どこにでも

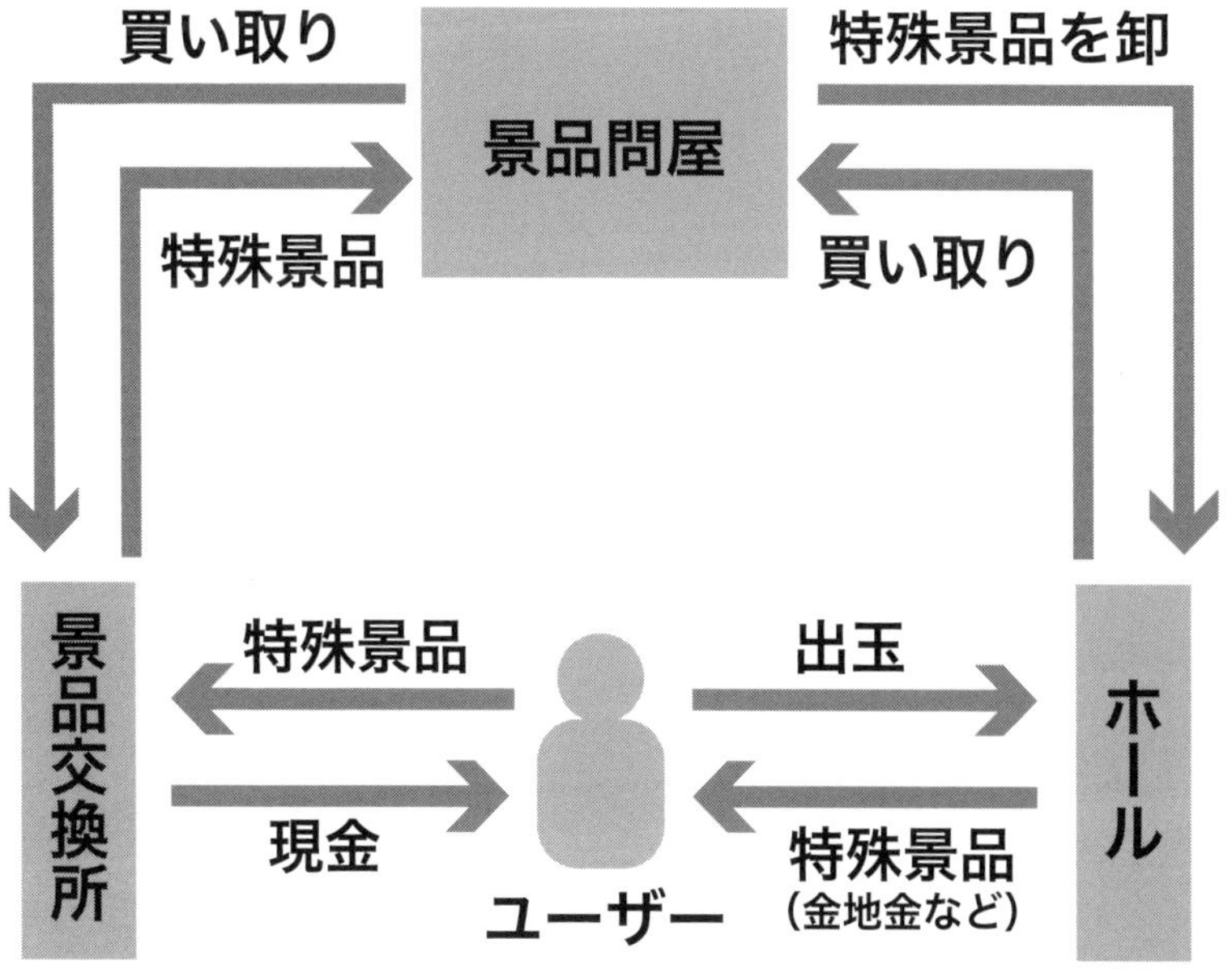

ある普通の町」として私の目の前に静かに佇《たたず》んでいて普通の日常生活が営まれていた。

　正村竹一の職人としての情熱が、多くの日本人をギャンブル依存にして地獄に突き落とすバケモノに成長するとは、最初は正村自身も想像すらしなかったに違いない。途中でそれに気付いたはずだが、その時はすでに正村氏自身が「パチンコの父」となっており、パチンコ業界と正村竹一は一蓮托生となった。

　正村竹一は一九七五年に亡くなり、彼が興した正村商会も二〇一〇年六月にひっそりと消えた。しかし、人々を強レベルの依存に落とすパチンコ業界は縮小しながらも、今もなお莫大な利益を計上して日本の社会に根を張っている。

パチンコ依存に落ち、パチンコ業界の「養分」となってしまった人たちは、貯金も家庭も信用も人生もすべて失ってどん底《ボトム》にあえいでいる。しかし、明らかにギャンブルであるにも関わらず、パチンコ業界はすでに警察と政治家を取り込んで今も「娯楽」という建前で営業が続いている。

こうした中で依存に落ちた人たちはそこから脱することができるのだろうか。

▼名古屋・岩塚にて。「やめた」のではなく「離れた」という意味

名古屋市中村区の岩塚駅で私はひとりの男性と待ち合わせして、『支留比亜珈琲店』という奇妙な名前の喫茶店に入った。何と読むのか分からなかったので聞いてみると、支留比亜は「シルビア」と呼ぶのだという。東京にも店があるというのだが、知らなかった。名古屋では昔からある喫茶店で、コメダ珈琲店と同じくよく知られている喫茶店だと彼は言った。

「カルボトーストというのがあって有名なんです。食べてみますか?」

パチンコメーカーにせよ喫茶店にせよ、名古屋は独特の店が多くあって東京とは違う文化が息づいていることがひしひしと分かる。せっかくだったが、後で名古屋コーチンも食べたかったので私はそれを見送ってコーヒーだけを頼み、テーブルで対面している人懐っこい顔をした

豊中弘幸さんを見た。

豊中さんは四十歳ちょうどの現在は独《ひと》り身の男性で、この岩塚駅の近くに住んでいた。「こんな何もないところまで来ていただいてすみません。僕が名古屋駅に出ても良かったんですけど」と豊中さんは私に謝った。私は「知らないところをうろつくのは好きなんで何の問題もないです」と答えた。

ひとしきり名古屋の歓楽街の話で盛り上がったが、やがて豊中さんは「この近くにもタイホウがやっているパチンコホールがあるんですよ」と話をパチンコに合わせていった。

「タイホウって東京の人は知らないと思います。名古屋だけでやってるパチンコ店ですから。名古屋はパチンコ王国ですからね。別に東京とか大阪とかに進出しなくても名古屋だけで商売が完結するんじゃないですかね」

豊中さんは言った。

「今でもパチンコをやるんですか？」

「いや、やらないですね。ずっと離れてます」

豊中さんは言いよどんだ。

＊

豊中さんは二十代の頃からパチンコにのめり込んでいて、多くのパチンコ依存者が辿ったように貯金ゼロ、消費者金融への借金、アルコール依存、自転車操業、離婚、自己破産という道を辿ってきていた。子供がひとりいたのだが、妻が引き取って離婚してからは一度も子供に会っていないと豊中さんは言った。それ以後はひとりで暮らしている。

「僕の場合、パチンコ中毒とアルコール中毒と一緒でしたからね。僕を止めようとする妻を殴ったこともありますし、もう徹底的に嫌われました。自業自得なんで受け入れてます。慰謝料も何も要らないから離婚してくれ、その代わりに二度と連絡してこないでくれと言われて離婚しました。修羅場でしたね。今も夢にも見ますよ」

今は穏やかな性格になっている豊中さんなので、パチンコ依存で荒んだ時期があるというのは信じられないほどだ。

自己破産は離婚してからしたというのだが、その時に弁護士の先生からパチンコ依存者の救済団体GA（ギャンブラーズ・アノニマス）を教わって、クローズド・ミーティングと呼ばれる集まりに参加し、地道に依存からの脱却に取り組んできたという。最近は自然にこうしたGAのミーティングから足が遠のくようになり、ごく普通の日常生活を過ごしている。

「今はミーティングには参加していません。でも、GAには感謝しています。参加をやめたら僕もまたパチンコに戻ってしまうのかなとか思ったんですけど、今のところ何とかやらないで済んでます」

「具体的にどうやってパチンコをやめたんですか？」

「そうですね、自覚して決意して禁パチを積み上げていくしかないです。決意がぐらつきそうになったら仲間に話を聞いてもらったり、苦しんでいる仲間の話を聞いて改めて反省する……そうやって乗り切ります。それがすべてですね。ギャンブル依存って治らないと思うんです。やりたいという本能は消えないんで、その本能を小さく小さくしていって目覚めないようになだめて日々を暮らすという感じですかね。僕もパチンコをやめた、という感覚にはなってません。やめた、というよりも離れたという感覚です。これ、依存者はみんな同じだと思います」

私は豊中さんが言う「離れた」という言葉にうなずきながら聞いていた。『やめられない‥ギャンブル地獄からの生還』等の著書を持つ、ギャンブル依存の治療に関わっている精神科医の帚木蓬生《ははきぎほうせい》氏もいくつかの著書の中で「ギャンブル依存症は治らない」という医師としての経験則を記している。

では、ギャンブル依存症に陥ってしまった人は放置しておくしかないのか。いや、そんなことはない。「ギャンブル地獄から生還する方法や、依存を克服する方法はある」という。それが豊中さんの言う「仲間」との出会いである。

＊

多くのギャンブル依存症の克服は「自助グループ」が重要な役割を果たしている。こうした自助グループは大小いくつもある。社団法人として行っているグループ、アメリカ発祥のグループ、医師や弁護士が問題意識を持って立ち上げたグループ、施設が行っているグループ、あるいはギャンブル依存症を克服した個人が行っているものから、インターネットのSNSで自然発生的に起きているものまで、非常に多種多様だ。よく知られているグループは以下のものである。

・GA（ギャンブラーズ・アノニマス）
・GAMANON（ギャマノン）
・ワンネス財団
・ギャンブル依存症家族の会
・ギャンブル依存症問題を考える会
・SAGS（ギャンブル依存症克服支援サイト）

豊中さんは「僕は全部のグループを知ってるわけじゃないですけど、どのグループも中心になっているのは仲間の存在でしょうね。パチンコ依存と言いますか、ギャンブル依存の克服は仲間がいないと絶対にできませんから……」と私に言った。

これは、依存症の自助グループを運営している関係者にも聞いている。そして、先に挙げた精神科医の帚木蓬生氏も繰り返し「自助グループが重要なのだ」と著書で述べている。

もちろん、自分のギャンブル依存に気づき、反省し、自ら独力でそこから抜け出ようともがいて成功させる人も中にはいる。しかし、多くの場合はそこまで至らない。ほとんどの人は依存症から脱却するためには「仲間」を必要とする。豊中さんも「やはり仲間の存在は大きい」と私に強調した。

「親だとか奥さんだとかだと効果はない？」

「ダメです。親とか妻とかは逆効果ですね」

「どうしてですか？」

「絶対に責めるからです」

ギャンブル依存に落ちてしまった人は、自分がギャンブルによって人生が追い込まれていることは分かっている。分かっているがやめられない。なので忠告してくる人はみんなまとめて「敵」になってしまう。敵の言うことなんか聞くはずがない。むしろ、何か言われれば言われるほど心を閉ざしていく。

「やっぱり責められたら腹が立つわけですよ。自分ではどうしようもないところを、ぎゃあぎゃあと言われてもっと追い詰められて崖から突き落とされるんですから。僕もそれでアルコールに逃げてパチンコ中毒とアルコール中毒ですからね。何か言われれば言われるほど自分の居場所がなくなってしまいます」

＊

「仲間の話を聞くのは違うんですか？」

「全然違います。やっぱりですね、同じ経験をして、同じように苦しんで、自分よりもはるかにひどい経験をしている人もいるわけです。みんな家庭が崩壊してます。あと仕事を失ったり借金だらけになって死ぬことを考えてます。仲間の話を聞くと、僕も同じ経験をしたな、そうだ僕もいろんなものを失ったなと思ったりするわけです。それで、そうか僕もギャンブル依存症だったんだと、はじめて自覚するんですよ。不思議なことに家族からパチンコ中毒だと言われても心に入らないんですけど、仲間の話を聞いていると心にすっと入ってきます。同じだから分かるんですよね、追い詰められた心と言いますか、心理が似てますから……」

「なるほど」

「仲間があれこれ全部失って、そこからギャンブル依存を克服するために沼から這い上がろうとしてるのを見て、自分も這い上がりたい、ここから抜け出したいと思うわけじゃないですか。ここってどこだと思ったらギャンブル依存の沼だって気づくわけです。僕の場合はそう思って自分がギャンブル依存症だとはじめて認める気になりました」

「それまでは認められなかった？」

「そうですね。今になって思うんですけど、認めたら負け犬になると思ってたかもしれません。パチンコ中毒だって認めたら、やめたくてもやめられない人というイメージです。でも自分はパチンコ中毒じゃないと思っていたら、いつでもやめられる人なんですよ。それって負けじゃないんです。意味ないかもしれませんけど、そういう気持ちがあったんだと思います」

豊中さんの言っている話は非常に興味深かった。

私たちはパチンコで家庭がめちゃくちゃになったり、借金まみれになってしまっている人を見聞きすると、すぐに「この人はパチンコ依存症だ」と客観的に判断できる。しかし、当の本人はパチンコによって家庭崩壊や借金問題が出てきても「自分はパチンコ依存症だ」と認めない心理が働いている。現実を見なくなる。そうなった場合はまわりが何を言っても本人に届かないのである。

「僕の場合は自分がパチンコ中毒というのを認めるのはすごい抵抗がありましたね。怖いですからね。パチンコ中毒は治らないですから、もし自分をパチンコ中毒だと認めたら人生終わったも同然みたいな感覚があるわけです。でもＧＡ（ギャンブラーズ・アノニマス）で話を聞いたら感覚が変わりましたね」

「現実が見えるようになったということですか？」

「はい、そうですね。一番大きかったのは、ギャンブル依存になっても何とか克服できている人を知ったことです。自分と同じような経験をしてきた人がいて、その人が依存症から這い上がってきているわけじゃないですか。ある人は半年だったり一年だったりしますが、中には五年以上もギャンブルから離れてる人もいるわけです。そういう人の話を聞いて、僕はやっと自分もパチンコから離れられるかもしれない、と気付きました」

豊中さんは「やめた」という言葉を使わず、絶えず「離れた」という言葉を使っていた。その言葉に、私はパチンコ依存の病巣の深さを思った。

私から見ると豊中さんはすっかり「治った人」に見える。しかし、豊中さん本人は自分が治ったとはまったく思っていないのだ。パチンコをやりたいという気持ちを、小さく小さくしているだけで「依存の根」は残っている。豊中さんはそれを自覚しており、だから「離れた」だったのである。

その後、豊中さんと名古屋の歓楽街の話をひとしきり楽しんで別れた。

「また名古屋に来ることがあったら連絡下さい。栄《さかえ》を案内しますよ」

豊中さんは人懐っこい顔を私に向けて笑った。

▼『ギャンブル依存症からの人生逆転ブログ』の筆者が見た地獄とは？

パチンコ依存、ギャンブル依存に落ちた人はすべて社会的にも経済的にも地獄を見ることになる。頭の中は「ギャンブル、ギャンブル、ギャンブル」でいっぱいとなり、もらった給料はすべてギャンブルで使い果たし、仕事も身に付かず、生活は困窮し、信用も失い、まわりから見放されて人々が離れていく。

そうした境遇の中で、もはやどうにもならないとあきらめる人もいれば、何とか養分から脱却しようともがく人もいる。そして、何とかギャンブルの魔の手から逃れることに成功した人もいる。名古屋市の岩塚駅で会った豊中さんは「ギャンブル依存からの脱却には仲間が必要である」と私に強く強調した。

そう考えているのは豊中さんだけではない。「jyunipapa（ジュニパパ）」さんもまたその一人でもある。

インターネットには、ギャンブル依存に落ちてしまった人たちやそこから這い上がろうと苦心惨憺している人たちが多くのブログを開設している。その中のひとつに『ギャンブル依存症からの人生逆転ブログ（https://jyunipapablog.com）』というブログがある。パチンコ依存者にはよく知られているブログだ。

このブログを運営しているのが、「jyunipapa（ジュニパパ）」さんである。ジュニパパさんのプロフィールにはこう書かれていた。

『高卒↓就職↓借金180万（パチスロ）↓完済↓結婚↓二児のパパ↓借金300万（競馬）↓完済（肩代わり）↓両親に返済中↓プログラミング学習↓転職↓失敗↓副業↓ブログ』

ジュニパパさんは埼玉県にある会社に就職して寮に入ったのだが、そこでパチスロをやっている寮生に教わって初めてホールに足を運んでのめり込んでいった。ジュニパパさんは、この時のことをブログにこう記している。

「親から渡されていた一か月分の生活費に手を付け、打ち始めた。いくら使ったかは覚えていないが、その日は二万くらい勝ったと記憶している。目押しもできず、台の知識もない僕はなぜ勝ったのかはよくわからないが、めちゃめちゃ楽しくて戻ってきたお金にかなり興奮したのを覚えている」

ジュニパパさんもまたビギナーズラックを経験して、そこからどんどんパチスロに没頭していった。ビギナーズラックが地獄への入口になる人は多いのだが、ジュニパパさんもやはりその一人だった。

＊

ジュニパパさんは一年後、カーナビを買うためにクレジットカードを作り、しばらくしてキャッシング機能があることに気付いてそれを使うようになった。これがジュニパパさんの転落の始まりだった。気がつくとカーナビのローンで二十万円、キャッシングで二十万円、合わせて四十万円の借金を抱えることになっていた。

しかし、これはジュニパパさんにとって「はじまり」に過ぎなかった。

この時期にジュニパパさんのパチスロへの「のめり込み」も深くなっていき、クレジットカードを次々と使ってはキャッシング枠を使うという生活に入っていた。最終的にジュニパパさんの借金は百八十万円となり、無断欠勤や職場の人間関係の悪化で退職に追い込まれていくという壮絶な状況に追い込まれる。

その後、パチンコ店とガソリンスタンドでダブルワークをしながら金を稼いでいたが、この悲惨な時期になってもジュニパパさんはまだパチスロをやめることができていなかった。この時期にジュニパパさんの借金は自転車操業と化し、ついに返済することもできなくなり、電気代もガス代も滞納し続けることになった。

「パチンコによる借金が二百万円近くまで膨れ上がった時に、社会的信用、仕事、友人、恋人すべてを失い、人生のどん底に落ちました。お金を借りられなくなり、借りていたアパートの家賃や光熱費も払っておらず、毎日借金の催促の電話に怯えていました」

ジュニパパさんはそう語る。

「電気とガスが止まり、真っ暗な家で水のシャワーを浴びていました。食べるものも買えず、もやしに焼き肉のタレをかけて食べていたのを覚えています。その後、気力がなくなって仕事にも行かなくなり、クビになりました。友人や恋人も僕から離れていきました。こんなどん底まで落ちても、自分はパチンコ依存症ではないと言い聞かせていました。この時、正直、自殺も考えました。でも、僕にはそんな勇気はありませんでした」

正社員の仕事をクビになり、借金は百八十万円が残り、アルバイトをふたつ掛け持ちして働きながらもまだパチスロがやめられず、借金は膨らむばかり。家賃も払えず電気もガスも滞納し、友人も恋人もすべて失う。かかってくる催促の電話に怯えながら時間を過ごし、真っ暗な家で水のシャワーを浴びる。まさに、どん底《ボトム》そのものである。

*

パチンコやギャンブルの依存からの脱却は、まず自分がギャンブル依存者であることを自覚するところから第一歩が始まるのだが、この時期のジュニパパさんはどうだったのだろうか。この私の問いについて、ジュニパパさんはパチンコ依存者の非常に興味深い思考回路を答えてくれた。

「僕は、パチンコ依存だと薄々気づきながらも気づかないフリをしていました。具体的に言うと、日によって、自分はパチンコ依存症かも。いや自分はパチンコ依存症じゃない……。これの繰り返しでした」

この繰り返しの意味は何だったのか。

「勝った日は『俺はやっぱすごい。パチンコをやめる必要なんかない！』そう思っていました。逆に負けた日は、『また負けた。やっぱ俺はパチンコ依存症だ。このままだと大変なことになるかも』と不安になっていました」

つまり、ジュニパパさんにとって自分がパチンコ依存なのかどうかは、「勝ったか負けたか」で判断が揺れ動いていたというのである。

「パチンコで勝てばパチンコ依存じゃない。負ければパチンコ依存……。この定義が僕の中にありました」

ジュニパパさんは、そのように述懐する。第三者が客観的に見ると、パチンコで借金まみれになって最初の会社をクビになった時点で「パチンコ依存症だ」という判断はできる。しかし、当の本人は薄々とは気付いていながらもそれを認めることはなかったのだ。

結局、ジュニパパさんはどうにもならなくなって、家を引き払って実家に戻ることになった。そして、実家に戻ってから半年後に何とか正社員の仕事を見つけて、地道に働いてこれまでの借金をコツコツと返すようになった。

三年かけて借金は返し終わった。この時点で、すっぱりとギャンブルを止められれば良かったのだが、基本的にジュニパパさんのギャンブル依存は治っていたわけではないので、人生が好転し始めた頃に結婚して今度は競馬にハマって三百万円の借金地獄に陥っている。

これがギャンブル依存に陥った人たちの特徴だ。危機が去ったらギャンブルから遠ざかるのではなく、再びギャンブルに向かってしまうのだ。そして、それまでの努力が水泡に帰することになる。

*

ジュニパパさんがギャンブル依存から本当の意味で脱却することができたのは、「自分がギャンブル依存である」ということを自覚し、まわりに助けを求めてからである。

一度はパチンコで作った借金を返し終えたが再び競馬で三百万円の借金を作ってしまったジュニパパさんは、妻と両親にギャンブル依存症であることを告白し、「今後はいっさいギャンブルと借金はしない」と誓約書を直筆で書いて提出した。

そして、精神保健センターで何度もカウンセリングを受け、ギャンブル依存の自助グループであるＧＡ（ギャンブラーズ・アノニマス）の集まりにも定期的に出るようになっている。

「パチンコをやめるのは本人の意志だけで何とかなるものでしょうか。あるいは、ＧＡ（ギャンブラーズ・アノニマス）のような集まりは必須でしょうか？」と聞いてみると、ジュニパパさんは「パチンコ依存を本人の意志だけで克服することは、正直かなり厳しいと思います」と答えてくれた。

「僕自身、自分の意志だけで克服することは困難だと感じています。僕の場合、妻、両親、兄弟、友人が皆、僕のパチンコ依存と向き合い、協力してくれています。多大な迷惑をかけたり、辛い思いをさせてしまいましたが、皆の協力のおかげでパチンコ依存を克服し、明るい未来が見えてきました」

そういった家族や友人がいない場合はどうすればいいのか？

「その場合は、GAなどの自助グループがお勧めです。僕も何度もミーティングに参加させていただいていますが、GAには近くに家族や友人がおらず一人で暮らしているけど、何年もパチンコに行ってないという人がたくさんいます。もちろんその方々も、過去に何百万という借金をしてパチンコをしてきた方ばかりです」

ジュニパパさんも、そうした人たちに「よく一人でやめられますね」と言ったことがあるという。これらの人たちは「GAの仲間がいるから」とジュニパパさんに答えていた。

＊

「家族や友人が近くにいなくても、ＧＡのような自助グループに参加して仲間を作ることでパチンコ依存を克服することは可能なのかなと思います」

ジュニパパさん自身はすでにパチンコから離れることができて、もうすでにＧＡをも必要としない精神状態にあるのだが、それでもＧＡには通い続けている。

「協力してくれている家族のためです。家族は、いつまた僕のパチンコ依存が再発するかを心配しています。その不安を取りのぞくために僕はＧＡに行きます。パチンコ依存者本人は、パチンコをやめてスッキリしていると思いますが、家族は不安だらけです。その不安を解消することも、パチンコ依存者が背負うべき責任だと僕は考えています」

ジュニパパさんは十五年もギャンブル依存の中にあって、「生還」を成功させた人である。

そこから得た知見をまとめると、このようになる。

・パチンコ依存は本人の意志だけで克服することはほぼ不可能。
・パチンコ依存を克服するためには、家族や友人などの協力が必要不可欠。
・家族や友人がいない場合は、ＧＡ等の自助グループで仲間を作るのが有効。

仲間を作る。そして、仲間の話を聞く。仲間の回復の過程をなぞる。そして、仲間に力づけてもらう。仲間を支えとし、自らをギャンブルから引き離す。こうした一連の過程を踏むことによって、ギャンブル依存に苦しむ人たちは回復の途につく。

「自分がパチンコ依存であることを自覚して、自分一人ではこの問題を解決することはできないと認識すべきだと考えています。パチンコ依存で苦しんでいる人は、一人でその問題を解決しようと思ったり、まあなんとかなるだろうと軽く考えていたりします。僕もそうでした。しかし､パチンコ依存を一人で克服することは至難の業です。必ず誰かの助けが必要になります」

ジュニパパさんは述べる。

「ですから、パチンコ依存によって借金をしたり犯罪に手を染めようとして苦しんでいる人は、その事実をしっかりと受け止めて『自分はパチンコ依存です。助けて下さい』と家族や友人、GAなどの自助グループに伝えるべきです。それができれば必ず何かが変わるはずです。僕も、妻と両親にすべてを話したことをきっかけにパチンコ依存克服につながっていきました。パチンコ依存者にとってこれが一番難しいことだというのは百も承知ですが、やはりこれがパチンコ依存を克服するために必要な最初のステップになるかと思います」

第九章　金で死ぬことはない

▼スリップという地獄。やめてもやめても気持ちが追いかけてくる

「パチンコ・パチスロにどっぷりハマって一年目くらいの人は、ギャンブル依存をなめてると思います」

このように私に言った人がいる。この人は三十代後半で今もパチンコ・パチスロをやめられないでいる東京の豊島区に住む人だが、彼は繰り返しパチンコをやめようとして失敗し、今もズルズルとパチンコに関わり続けて借金を膨らませている途中だった。

彼の話で興味深かったのは、どれだけ「やめよう」と決意しても、そのつどスリップして、より依存が悪化してしまっていることだ。「スリップ」というのは、ギャンブルをやめていた人が再びギャンブルに手を染めてしまう状況を指す。

「最初はみんなパチンコなんかやめようと思ったらすぐにやめられると考えるんです。まぁアレですよ。自分はやればできる子だと思ってるわけです。なめてるんです。僕だっていつでもやめられると思ってこのザマですからね」

彼はそのように言った。

「僕の場合はだいたい借金が返せなくなって仕事のやる気が失せます。仕事と言っても若い頃はバイトで月収は十五万円くらいですから借金百万円とかなったら返せるわけがない。働いて

返すのは相当キツいと思ったら働く気が失せるわけです。それで無断欠勤とかするとクビになります。そうするとものすごく反省して、もうパチンコは一生やめようと思うわけです。それで数ヶ月くらいはやめます。でも、長く持って三ヶ月くらいです。完全にやめられないですね。スリップします」

「スリップの原因は何ですか？」と尋ねると、彼はしばらく考えて「僕の場合は、だいたい何となくです。たまたまパチンコ屋の前を通ったとか、それだけでスリップしますね。あと給料が入ったとか、パチンコをやって負けた夢を見たとか……」と言った。

「パチンコで負けた夢を見たらやりたくなるんですか？」

「はい、なりますね。僕は、負けたらいつも明日取り返せばいいんだという気持ちになりますからスリップしやすいかもしれません。夢でも負けたらリアルに落ち込みます。負けた気持ちだけ残ります。そしたら、マイナスの感情を上書きするためには勝ちたいじゃないですか。それでスリップするのかもしれません」

パチンコをやめようと思っている時は、「パチンコやめますか、人間やめますか」と自分に言い聞かせるくらい強い感情で自制するのだが、スリップする時はまるで今までの決意などなかったかのように「気がつけば自然体でパチンコ台に座っている自分」に気付くのだという。

「スリップって無意識なんですよ。ふわっと頭に湧いたら身体が勝手にパチンコ屋に動いていて座ってます。やめる方法なんていくら頭で分かっていてもやめられません。すべて吹っ飛びます」

彼のようになってしまうのは珍しい話ではない。珍しいというよりも、むしろギャンブル依存者の日常である。いろいろな人が言っている通り、孤独の中でもがいていると、スリップした瞬間に、やめる決意が吹き飛んで消えていく。

*

ギャンブル依存者がやめようと思った時、当然その過程でスリップは起こる。しかし、スリップしても再び克服の道に戻らなければならない。戻るためにも、GA（ギャンブラーズ・アノニマス）に代表されるような、いくつかの自助グループとつながることが重要になる。

一般社団法人「ギャンブル依存症を考える会」代表の田中紀子氏はNHKの番組の中で、「Addiction（依存症）の反対語はConnection（つながり）と言われている」と述べているのだが、名古屋の豊中さんも「仲間がいたから自分はギャンブル依存という沼から引き上げられた」と私に強調した。

『ギャンブル依存症からの人生逆転ブログ』の筆者ジュニパパさんも、「妻、両親、兄弟、友人が皆、僕のパチンコ依存と向き合い、協力してくれているが、皆の協力のおかげでパチンコ依存を克服し、明るい未来が見えてきました」と述べた。

この「共に依存症と闘う仲間」の重要性は、ＳＡＧＳ（ギャンブル依存症克服支援サイト）の奥井隆氏の著書『ギャンブル依存症克服への道』でも強調されている。すでにギャンブルで精神的にも経済的にも追い込まれて精神的な余裕を失っている中で、依存の克服のために独力で闘うというのは並大抵のことではないのだ。

ＧＡのミーティングに参加している千葉のあるパチンコ依存者は、「依存者は余裕のある時はまだ依存者だと思っていない。地獄のどん底にまで落ちて、自分ではどうにもならなくなって依存だと認める気になる。でも、その時はもう自分ひとりでは克服できないところにまで落ちているので、何かしようにも何もできない」という旨のことを私に言った。

最悪の事態にまで転がり落ちた時に「何をどうしたらいいのか」「どこから手を付けたらいいのか」「最初に何をすべきなのか」「依存症の克服のために何をしたら成功して何をしたら失敗するのか」という筋道立った正しい解決方法を依存者が独力で見つけるのは非常に厳しい。

これらの道筋を示してくれるのが「仲間」の存在であり、こうした人々とつながるのが、まさに「Connection＝コネクション」だった。仲間がいたら、衝動を抑えるために励ましてくれる。あるいは、衝動が起きないようにどのようなことに心がける必要があるのかを教えてくれる。

パチンコであれば、「パチンコホールのある道を避ける、パチンコ雑誌を捨てる、パチンコ仲間の会話に加わらない、パチンコホールの隣のスーパーに行かない」等がいかに効果があるのかを自助グループの仲間は教えてくれる。

そして、実際に日常でそうやってパチンコを遠ざけることによってスリップから逃れている仲間を見て、自信を持ってそれを実践できる。今やっていることが依存症からの脱却に効果があると分かっていて続けるのと、効くのかどうか分からないでやっているのとでは、モチベーションが違う。「この方法は効果があるのだ」と身を持って証明してくれる仲間がいれば、不安が払拭されていくのである。

*

興味深いことに、スリップはギャンブルを断った日数が長くなればなるほど減っていくと依存と闘う人たちは一様に語る。ＳＡＧＳの奥井さんは以下のように説明してくれた。

「我々ＳＡＧＳのメンバーたちに関して言えば、一年程度ギャンブルを断っている人はほとんどスリップしません。この確率がどの程度かといいますと、一年間の断ギャンブル達成者のうち、スリップする確率というのは五％未満くらいです」

しかし、ギャンブル依存から抜け出そうともがいている最初の頃は、いくら「やめよう」と決意してもスリップは付いいて回る。

「断ギャンブル期間一ヶ月未満の方のスリップ率は九割を超えています。三年間の断ギャンブル達成者がスリップする確率は恐らく一％未満でしょう」

独力で「ギャンブルをやめよう」と考えても、こうした情報が分からない場合、スリップするたびに「失敗した、やはりダメだ、抜け出せない」という感情に陥り、そこから自暴自棄になって克服をあきらめてしまうことになる。

「仲間とつながる」というのは、「最初はスリップしても、徐々にスリップ率が減っていく」という情報を得て、仮にスリップしても動揺しないで対処できる心構えをも手に入れることができるということである。

「一定期間の断ギャンブルを達成すると何かが起こり、なにがしかの改善が行われるのです。科学的な根拠はありませんが、ギャンブルをしない期間を積み重ねることにより、本来の正常な生活環境や金銭感覚が戻るのだと思われます。間違いなく効果があります。そういったこともあり、我々ＳＡＧＳではギャンブル依存症を克服する方法を簡単に、『衝動に備えつつ、断ギャンブル日数を重ねるだけ』と表現しています」

奥井さんはこのように述べる。

＊

ジュニパパさんも、すでにパチンコをやめて一年以上経っているのだが、「もうパチンコホールを通り過ぎたり、パチンコの話を見聞きしてもスリップする感情はまったくありませんか？」と聞くと、「スリップする感情は一切ありません」と返答が戻ってきた。

「ただ、パチンコ屋の前を通ったり、人がパチンコの話をしているのを聞いて、反応はしてしまいます。それは、パチンコがしたいにつながる反応ではなく、つらかった過去を思い出し、自分はもうパチンコは絶対にしないと改めて決意を固めるものになります」

ジュニパパさんはパチンコをやっている人を否定するつもりはないと断った上で、最近ではこう思ったりもすると言っている。

「まだパチンコやってるのか。時間とお金の無駄なのにな……」

しかし、ジュニパパさんがそのように思えるようになったのは、自分がギャンブル依存であることをしっかり把握して、まわりに助けを求めてきちんと依存症に向き合ったからであって、そうでない時は何度もスリップしている。

「僕は、十五年間のパチンコ依存生活の中で何度もパチンコをやめようとしてきましたが、スリップ続きでまったくやめることができませんでした。一ヶ月やめるのがやっとで、次の月には何事もなかったかのようにパチンコに行きました」

自覚し、決意し、まわりに助けてもらう。この過程を踏むことによってスリップを防ぐことができるのだ。そして、ジュニパパさんはこのように結論づける。

「ただ漠然とやめようと決意する人と自分がパチンコ依存症であることを自覚した後にやめる

決意をする人とでは、講じる対策にも差が出ると思います。特に、ＧＡ（ギャンブラーズ・アノニマス）への参加はパチンコ依存であると自覚しなければ絶対に参加できません。結果的に、スリップするかしないかの問題の根底はパチンコ依存を自覚しているかどうかにあると思います」

中途半端な気持ちでやめようと思っても、必ずどこかでスリップという地獄に落ちていく。やめてもやめても「ギャンブルをしたい」という強烈な気持ちが追いかけてくる。それを防いでくれるのが仲間との「つながり」だったのだ。

▼依存症の九九％は解決方法に辿り着けないという現実

ギャンブル依存の克服のためにやるべきことは、今まで多くの書物で多くのことが書かれている。どの書籍でも自助グループとつながることの重要性が述べられているのだが、その前に大前提として「自分はギャンブル依存症である」という認識を持つ必要性が説かれている。

依存症であることを認識するというのは、自分が「病気である」という自覚を持つことだ。「病気である」と自覚できれば「治療しなければならない」という動機（モチベーション）につながり、それが自助グループの参加の契機になり、そこから依存症克服のための決意や、具体的な方法の学習や、行動につながっていく。

一、自分のギャンブル依存症を自覚する
二、治療の必要性を認識する
三、ギャンブル依存の克服を決意する
四、自助グループにつながり、連帯する
五、依存症から脱却する方法を学習する
六、脱却し、克服する

ギャンブル依存症は「治る」と断言する体験者もいるが、逆に「治らない」と断言している体験者もいる。精神科医の間でも見解の違いは大きい。「治る」と考えている依存者は「治る」という言葉を普通に使うし、「回復した」という言葉にも抵抗はまったくない。しかし、「ギャンブル依存症は治らない」と考えている人々は「治る」「回復する」という言葉に抵抗を持ち、「克服する」という言葉を使う。

しかし、どちらも共通しているのは、「きちんと手順を踏めば、ギャンブル依存から脱却するのは可能である」という認識だ。その手順というのが「自覚、認識、決意、連帯、学習、脱却」なのである。この手順を踏むことによって依存から脱却することができる。そして、脱却のためにすべき課題は一つである。

「ギャンブルをしない日数を伸ばす」

専門の精神科医とのカウンセリングも、ＧＡ（ギャンブラーズ・アノニマス）とのつながりも、家族や友人の支えも、すべての目的は「ギャンブルをしない日数を伸ばす」である。しない日数を伸ばせば伸ばすほど、「ギャンブルをしたい」という渇望は薄らいでいき、やがてどこかの段階で「消えた」と言ってもいいほど小さなものになっていく。

＊

ギャンブル依存から脱却するためには、ギャンブルをしない日数を伸ばす必要がある。そのためにはギャンブルをしたいという渇望を消す必要がある。依存者の書いた莫大な「脱却方法」は、ほぼすべてがここに行き着く。「ギャンブルの渇望を消し、離れる日数を伸ばし、依存から脱却する」という方法論で構築されている。

「パチンコで金を稼ごうと思ったら依存にハマる。同じ稼ぐなら、パチンコに行かない時間を稼ごうと考えたら依存から離れられる」

パチンコ・パチスロ依存から脱却を目指している途上のある依存者はそのように語っていた。この人は恐らく、いつかパチンコ依存から脱却できると私は思った。正しい軌道に乗っているからだ。とにかく「行かない時間を稼ぐ」という考え方に収斂《しゅうれん》しないといけないのである。

もっと具体的に言おう。

「パチンコホールに近寄らない、見ない、通らない。そうすることによってギャンブルをしたいという渇望を消し、離れる日数を伸ばす」

「ギャンブル友だちとは縁を切る。話さない。そうすることによってギャンブルをしたいという渇望を消し、離れる日数を伸ばす」

「貯玉をすべて交換し、パチンコ店のカードを捨てる。メール会員も解除する。そうすることによってギャンブルをしたいという渇望を消し、離れる日数を伸ばす」

「パチンコ攻略誌、専門誌、パチンコサイト、パチンコのユーチューブを見ない。ブックマークも消す。そうすることによってギャンブルをしたいという渇望を消し、離れる日数を伸ばす」

「家事をする。仕事をする。新たな趣味を探す。そうすることによってギャンブルをしたいという渇望を消し、離れる日数を伸ばす」

「クレジットカードを捨てる。サラ金の利用者登録を抹消する。大金を持たない。家族に金銭管理をしてもらう。そうすることによってギャンブルをしたいという渇望を消し、離れる日数を伸ばす」

「カウンセリングを受ける。自助グループに必ず通う。孤立しない。そうすることによってギャンブルをしたいという渇望を消し、離れる日数を伸ばす」

自分がギャンブル依存症であることを自覚して、そこから脱却したいと思ったら、助かる方法は用意されている。これは希望が持てる現実である。

＊

ただし、パチンコ依存症の人がすべてこうした「解決方法」に辿り着けるのかというと、非常に心もとないものがある。私が会ったパチンコ依存者たちは、ほとんどが世間から孤立し、疎外され、自助グループにつながろうとはしていなかった。

自らを「養分」と称し、仕事を失い、金を失い、家族を失い、社会からも排除され、どんどん底にまで転がり落ちていた。

代表的な自助グループであるGA（ギャンブラーズ・アノニマス）は参加者の人数を公表していないのだが、千葉県の責任者は「GAにつながってギャンブルを止め続けられてる人は全国で数千人しかいない」と述べている。

代表的な自助グループですらも「数千人」ということは、他の自助グループはもっと少ない可能性もある。すべて合わせても「仲間とつながって依存から脱却できる可能性のある人」は一万人から二万人ほどではないか。

ここで、もう一度ギャンブル依存者の数を確認して欲しい。二〇一七年九月二十九日に、政府はギャンブル依存者が「三二〇万人」と発表したはずだ。自助グループにつながった依存者が一万人ほどで、依存者が三二〇万人というのであれば、助かる人よりも助からない人の方が絶望的に多いということになる。きちんと手順を踏んで助かる人は一％どころではない。〇・

三％だとか、そのような吹けば飛ぶような微細な数である。

ここから見えるのは「ほとんどのギャンブル依存者は自助グループとはつながらず、自分が依存者であることも認めず、孤立し、破滅するまで流される可能性が非常に高い」という現実だ。


ギャンブル依存に落ちた人たちも、こうした自助グループがあることはもちろん知っている。千葉出身の三十代のパチンコ依存者は「ギャンブラーはみんなスマホで一度は、ギャンブルのやめ方、というのを検索したことがあるはず」と述べたことがあった。

ギャンブルのやめ方を検索エンジンで調べるといくつものサイトが出てくるのだが、どのサイトもだいたい自助グループが存在することを書いており、それを読んだギャンブル依存者は「ここに行けば助けてくれるかもしれない」と思う。


しかし、多くの依存者は実際には行かないし、「助けて下さい」ともまわりに言わない。依存症を克服するために仲間とつながろうともしない。その前に、自分がギャンブル依存症であるということを直視することさえも避ける。

「きちんと手順を踏めば、ギャンブル依存から脱却するのは可能だ」と分かっているのだが、九九％はこの正しい道に辿り着けない。「自覚、認識、決意、連帯、学習、脱却」の手順を踏める人は奇跡なのかもしれない。

＊

さらにギャンブル依存症を追い詰めるものがある。それはギャンブルによって膨らんだ莫大な借金だ。ギャンブル依存者は、自分の金がなくなったらギャンブルが止まるわけではない。自分の金がなくなっても「ギャンブルをしたい」という渇望は依然として残っている。だから、友人に金を借り、親に金を借り、それでも足りなければ銀行のキャッシュローンで金を借り、クレジットカードで金を借り、さらにサラ金で金を借り、闇金で金を借りるようになる。そして、自転車操業に追い込まれ、ある人は犯罪に走る。

こうしたギャンブル依存者の末路が「事件」として現れるのだが、ギャンブル依存者の犯罪は多岐に渡っている。窃盗、詐欺、着服、横領、ひったくり、置き引き、暴行、傷害、強盗、重過失致死、保護責任者遺棄致死、殺人……。

ギャンブル依存症は借金によって日々の安定を失い、信用を失い、孤立し、排除され、親・兄弟・配偶者、すべてを巻き込んで自分だけでなく、まわりをも不幸にしていく。

「パチンコに狂ったら人間が変わります」と、パチンコ依存に転がり落ちた娘を持つ母親の嘆きを私は知っているのだが、これは本当だ。

パチンコ依存者は全員が「嘘つき」になる。パチンコをやりたいが、「パチンコに行く」と言えば親・兄弟・同僚・友人のすべてから「やめろ」と反対されたり嫌悪されたりするので、違う用事を言ってパチンコホールに通う。

やがてパチンコから離れられなくなると、身なりも構わなくなる。労働意欲も低下する。家庭放棄も始まる。アルコールやタバコなどの別の依存も始まる。しばしば大金を失うので、だんだん金銭感覚もおかしくなる。時間もルーズになる。

さらに借金が膨れ上がっていくと、より人間が変わっていく。精神的に余裕をなくして感情の起伏が激しくなり、頻繁に激怒したり、虚脱したりする。家庭内暴力も始まる。生き甲斐を喪失して自暴自棄になる。リストカットしたり、自傷行為に走ったりすることもある。

依存の過程にあり、莫大な借金に追われている時、依存者は依存を何とか治療しようと思うよりも、今月の家賃はどうするか、今日の食費はどうするか、次の借金の返済はどうするのか、「金・金・金」と金のことしか考えられなくなってしまうのだ。

どうやって金を工面するのか……。

ギャンブル依存者にとって、「金の工面」はひとつしか思いつかない。それが「ギャンブルに勝つこと」なのである。

すべての依存者は、とにかく「ギャンブルの負けはギャンブルで取り返すしかないと思う。それはまぎれもない「養分思考」なのだが、借金で追い詰められた依存者は他の方法が思いつかない。「ギャンブルの負けはギャンブルで取り返す」という養分思考が宇宙のすべてと化す……。

▼松戸にて。ギャンブルで作った借金は自己破産できないのか？

「パチンコをやめろと言われますが、借金があるんですよ。普通に働いていたら返せるかどうか分からない。だから、イチかバチかパチンコで勝負して大勝ちするしかないんですよ」
「給料は二週間後なのに、もう手持ちの金が一万円しかない。だったらパチンコやパチスロで増やすしかないじゃないですか」

パチンコ依存者がパチンコをやめたいと思ってもやめられない状況になるのは、「やめたところで莫大な借金が残る」「今さらやめても借金まみれの自分に人生やり直しの機会はない」「もうどうしようもない」という自暴自棄になることもあるからだ。

ギャンブルから脱却するというのは、すでに「養分」となっている彼らには別に明るい未来でも何でもない。正気に戻ったら、後は「莫大な借金」という現実が残るだけだからだ。ギャンブルをしないのであれば一気に返す可能性は完全に消える。

「もしかしたら大勝ちするかもしれない」という甘い夢が消えて、面白くも何ともない「苦しい返済人生」がずっと続く。しかも、それは必ず返せると確約されたものではない。むしろ、返せない可能性の方が高い借金である。

ギャンブル依存者は何をどうやっても借金が返せないと思うと、精神的に押しつぶされてしまう。そして、「極限まで放置して最後に逃げる」「犯罪を行う」「自殺する」という極端な手段しか思いつかなくなる。

しかし、そういった極端な方法を取らなくても、人生をやり直す方法は用意されている。具体的に言えば、「任意整理」「個人再生」「特定調停」「自己破産」の四つ道がある。どれを選ぶのかは借金の額による。

任意整理は、自分で金融機関や貸金業者等と交渉して借金を減額してもらう方法だ。借金の額によっては、将来発生する利息、あるいは遅延損害金をカットしてもらう交渉もここで行う。個人再生や特定調停は「裁判所に申し立てをして借金を大幅に減額してもらった上で、借金返済計画に沿って借金を返済していく方法」である。特定調停の方は裁判所が金融機関や貸金業者等の話し合いを仲介してくれるものだ。


しかし依存者の多くは、すでに莫大な借金をどうしても返せない状況になっており、まわりの人にも見捨てられ、信用も失い、会社もクビになり、何も残されていないケースも多い。そうであれば、もっとも現実的なのが「自己破産」である。

ところでこの自己破産だが、世田谷区のある個人事業主に「ギャンブルと自己破産」の話をしていた時に、このように指摘されたことがある。

「いや、ギャンブルで作った借金は自業自得なので自己破産できないよ。生活苦ならともかく、パチンコやら競馬で遊び回って金がなくなって自己破産など、そんなのが許されるわけがない。それが許されたら、みんなやりたい放題ギャンブルをしまくって、返せないほどの借金を作ってわざと自己破産するじゃないか！」

＊

二〇二一年二月初旬、私はJR松戸駅西口に立っていた。よく晴れた日だったが、まだまだ肌寒く手がかじかむような、そんな日だった。駅から西に延びる駅前大通りをゆっくり歩き、徒歩一分のところにあるパチンコホール『楽園・松戸店本館』に入って何人もの客がパチンコやスロットに興じているのをしばらく見つめながら、そこからほど近い『市民の法律事務所』の及川智志《おいかわさとし》弁護士に会いに行った。

及川弁護士は一九九九年から弁護士をされており、日栄・商工ファンド対策全国弁護団、千葉県多重債務者対策会議、全国クレジット・サラ金問題対策協議会、クレジット・過剰与信対策全国会議、武富士の責任を追及する全国会議……と、数多くの活動を行ってきて、今も多重債務・貧困対策と深く関わっている。

貸金業者数の推移

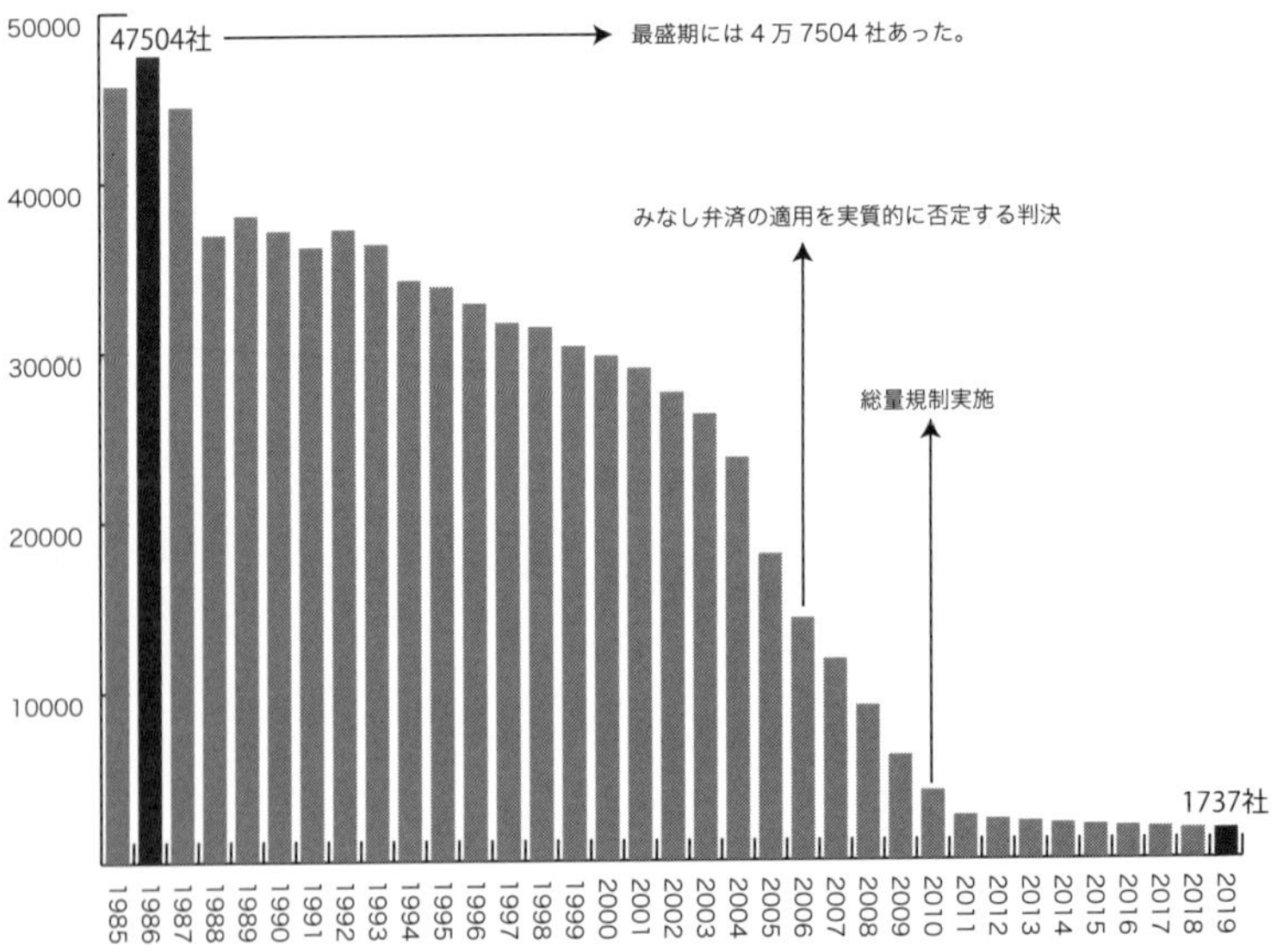

出所：金融庁

一九九九年と言えば、パチンコ依存と密接に関わり合っていた消費者金融が脅威的なまでに猛威を振るっていた時期である。及川弁護士はその渦中に弁護士活動に飛び込んだということになる。

「私が弁護士をやったのが平成十一年で、その頃というのは消費者金融とか商工ローンとか闇金とか、高利貸しの問題がひどくて、その中で債務整理に関わっておりました。その頃の債務整理の中でギャンブル依存が関わっている事例は、体感で言うとひどい時は半分くらいは占めていたんじゃないかという感じは確かにありましたね」

及川弁護士はそのように述べる。

「たとえば、債務整理の理由がギャンブルでなくても、やっぱり依存者がサラ金から借りて借金が積み上がっちゃって、そのツケを妻に背負わせているという方もおりました。個人の破産事件は多い時で二〇〇三年に二十四万件ほどあったんですけど、今は六万件とか七万件とか、そのようなレベルとなっています」

個人の破産が減ったのは、消費者金融や闇金のあこぎな高金利（グレーゾーン金利）の温床となっていた「みなし弁済」が最高裁判所によって封じ込められたからだと及川弁護士は説明した。

「みなし弁済というのは利息制限法を上回る分も、ある要件を満たす時は有効とみなすという変な法律だったのですが、それが有効な利息なのかどうか私が弁護士になってからずっとその争いをやっていて、本当にたくさんの判決が出て、最終的に最高裁の判決が出たのが平成十八年一月だったんです」

利息制限法では借り入れ元金に応じて年利一五〜二〇%が上限である。ところが、「みなし弁済」という法の抜け穴によって、消費者金融は平然と「年率四〇・〇〇四%とか、二九・二%とかで貸していた」と及川弁護士は述べる。つまり、それぞれの時期の上限金利いっぱいまで取っていたということだ。

「しかし、『取り立てた利息というのは有効と見なされない』と、そういう判決が出て、それで多重債務問題というのはかなり解決に向かっていきました。さらに貸金業者からの借入が年収の三分の一を超えると、新たな借入はできなくなるという総量規制も取り入れられました。

サラ金から借りれないし、あと金利が下がったというのもあります。それを期を一にしてパチンコによる破産が減ってきていますね」

ただ、そんな中でもギャンブル依存による破産は「なくなった」わけではなく、依然として破産事件の少なからずを占めている。ギャンブルによる破産というのは心証が悪いので「生活苦」などの別の理由で隠蔽されることもあるため全貌は見えにくくなっているのだが、ギャンブル依存は消えることはない。及川弁護士も、今扱っている事例としてこのようなケースを述べた。

「こないだ来た人も、ギャンブル漬けで、結局会社やめることになって、借金は退職金出たら返そうねと言っていたら競馬で全部スっちゃって……。競馬の方が金額がデカいんで、借金払えなくなって自宅売却して、うつ病で生活保護。そうなっていました。弁護士は法的な問題は対処できますが、依存症の問題まで手が届かないですね。競馬でも今は競馬場に行かなくても携帯でギャンブルできてしまう。なかなか厳しいです」

＊

「及川先生、私が今まで会ってきた依存者はみんな百万円以上の借金を抱えて苦しんでいる人が多かったのですが、自己破産というのはいくらくらいからできるものなのでしょうか？」

私が率直な疑問をぶつけると、及川弁護士はこのように答えてくれた。

「結局、バランスシートの問題なので、五十万とか七十万とか、百万円いかないケースの自己破産は普通にあります。たとえば生活保護を受けている人だったら、二十万円だとか三十万円でも破産ということはあります。最近、増えています」

「二十万円で自己破産なのですか？」

「はい。生活保護の場合は、最低限度の収入しかないから、返済に回るお金はないはずなんです。しかも税金からだから、借金を返すというのは原則駄目なわけで、そうすると市役所の方でも破産手続きして下さいとなる。実際上、今の生活保護というのは本当に本当にギリギリだから、借金が払えないので、裁判所も仕方がないねと。生活保護の人は支払い不能の分岐点が低いので、二十万、三十万の借金でも自己破産というのはありえます」

「二十万円だと、払えるだろうと追い込みが来そうですね」

「破産というのは支払い不能、債務超過の状態です。これは法律上の要件ですから客観的な事実ですね。で、破産手続きというのは、それプラス『免責』というのがあるわけです。支払いができないのが破産、支払いができない借金を免れるのが免責。破産手続きというのは、破産と免責がワンセットでないと意味がない。なぜならば、払えないと言っても、免責されなければ支払う責任が残るから。事実上は、サラ金業者というのは破産手続きされると償却処理するんですが、法的に言うと、破産手続きというのは免責まで入っていないと意味がないんです。

でも、すべてのケースを免責してしまうのはモラルハザードが起きてしまいます。そのため『免責不許可理由』というのも破産法は定めています。その事項のひとつに、浪費があるんです」

「ギャンブルは浪費ですよね。でもギャンブルが理由の場合でも破産できたというのはよく聞きます」

「運用としては、九〇%以上が免責となります。本来は免責不許可理由に当たるんだけれども、裁判所の裁量によって免責をします。ここで免責をしないと本人は二度と立ち直れないし、社会全体から見ると厳格に運用することはあまり意味がないんですよね。免責認めないと言っても……」

「なるほど……」

「その人に立ち直ってもらって、税金払ってもらった方がいい。社会で活躍してもらった方がいい。社会にはその方がいい。免責しないでその人が逃げ回るような生活してもらうのは社会的には有用ではないという判断もあるのだと思いますけど、裁量免責は今広く認められています。ということで、結論的には、よっぽどひどいケース、人を騙して財産をふんだくったとか、そういうのではない限り認められるのが事実です。ギャンブルが借金の原因になっていても、認められるということになります」

「ギャンブルというのを隠したらどうなんでしょうか？」

「隠しても、だいたい分かります。収入がこれくらいで支出がこれくらいと計算したら、なぜ借金が膨らむのか合わないから。それで、正直に言って下さいよと聞くと、だいたいギャンブルで……という話が出てきます」

「破産したいとなったら、すぐにできるものなんですか？」

「できます。できますが破産したいという人はお金がないので、お金がないということは弁護士費用も出せないので、なかなかすぐという話にはなりませんが」

「そうですね」

「費用が用意できない方が多いのですが、取り立てがあるとなかなか生活がしんどいです。そこで、私の場合はいったん受けて、債権者に対して誰々さんの破産手続きを受任しました、という受任通知を出します。そうすると、受任通知を受け取った業者等は取り立てをしてはいけないことになっているんですね。貸金業法で決められています」

「受任通知ですか？」

「はい。この受任通知を出すと、取り立てが来ないので生活が落ち着いて、仕事がある人は仕事をして、毎月五千円でも一万円でも積立ができるので、費用積立をしてもらって、ある程度の積立ができたところで破産申し立てをするというパターンが多いです。昔は親族が出してくれたりというのがあったんですけど、今はそういうのがなくなりましたね。そこはやっぱり『つながり』の貧困化とか、そういうのもあると思います」

及川弁護士の話を聞きながら、私は今まで自分が感じていた「自己破産」というイメージが崩れるような衝撃を感じていた。ギャンブルで作った借金は自業自得なので自己破産はかなり厳しい戦いになるのではないかと私は想像していた。

それこそ、警察の尋問ではないが、「ギャンブルで遊び回って借金が膨らんでいく過程を露わにされて、「お前のような人間には自己破産は認めない、人生をかけて金を返せ」という流れになるのではないかと思っていた。

しかし、及川弁護士の話では、まったくそうではなかった。

▼東尋坊にて。「依存を治すのが先か、借金を返すのが先か」の答え

パチンコ依存者にとって依存からの脱却にメドがついたとしても、借金問題が解決できないのであれば生活は依然として不安定なままであり、再起したくとも再起できない状況である。多くの場合は、ほとんど返せないほどの借金になってしまっている。しかし、ギャンブルで作った借金は「免責不許可」になるという話もあって、依存者の中には最初から借金問題から逃れられないと思っている人もいる。

そうではなかった。ギャンブル依存も、「自覚、認識、決意、連帯、学習、脱却」の手順を踏むことによって脱却の道筋が見えてくるのと同様に、借金問題についても弁護士に相談し、法的な手順をきちんと踏むことによって解決することが可能だったのである。

「弁護士費用がないから相談すらできない」と考える依存者もいるだろう。しかし、『市民の法律事務所』の及川智志弁護士のように、まずは案件として受けてもらい、受任通知を出してもらうことから生活を安定させて再起の取っかかりを作るという手段もある。

及川弁護士は「自己破産というのは、わりと使い勝手の良い制度なので、もっとよく知って欲しい」と私に言った。

「弁護士費用というのはどれくらいかかるものなのですか？」

「だいたいですけど、どこの弁護士事務所でも三十万円から六十万円くらいが相場になっていますね。一応目安ですけど。ただ、今は実際上はもっと安くなっていると思います。二十万円とか三十万円あたりではないでしょうか。六十万円というのは今はあまりないと思います」

「値段の違いは何ですか？」

「難しいケースは値段が高くなっていきます。裁量とは言っても説得しなければいけないわけです。金額がすごい多いとか、債権者数が百もあるとか……」

「債権者数がそんなに？」

「ありましたよ。闇金絡みで百とか」

及川弁護士は苦笑した。

「昔はひどかったですね。こういうのを扱うと一日中債権者に電話してましたね。あと、自己破産には同時廃止事件と管財事件があります。管財事件となると、申し立てする弁護士にもかなり手間がかかるので、費用は高くなっていきます。でも、それでも今は六十万円とかそんなに取っている弁護士はそんなにいないと思いますね。チェーン店系の大手のところで見ても、たぶん、六十万円までいかないですね。三十万円とか……それくらいですかね」

　同時廃止事件というのは、配当すべき財産がなければ破産手続の開始と同時に破産事件が廃止されるものを指す。管財事件というのは、自己破産しても財産が残る場合、管理・処分し、債権者に配当するものを指す。管財事件の方は手間がかかるので、弁護士費用もかかるということである。

＊

「それでは、弁護士費用の三十万円あったとして、破産したいとなったら、どれくらいの期間で破産ができるのですか？」

「費用さえあって弁護士がすぐに動けるのであれば早いですね。まずは資料揃える必要があります。その資料というのは、住民票とか、給料明細二ヶ月分とか、納税証明とか、預金通帳の二年分の写しとか、他にもいろいろありますが、それを取り寄せる時間が必要です。それが仮に一週間で揃ったら、一週間で裁判所に持ち込めます。そこから裁判所が審査して、だいたい一週間もかからずに終わってしまうので、実質二週間もあったら終わる可能性もあります」

「破産したら、不動産とか、車とか、持っているものは全部取られてしまうわけですよね？」

「いえ。誤解、誤解。何もかも持って行かれるという話があるみたいですけど、破産には財産の換価基準というのがあって、評価して二十万円満たない財産であればそのまま手元に残せます。車でもボロいやつとかは残せますよ」

「そうしたら普通の家電製品なんか全部残せるんですか？」

「残せます、残せます……」

使用済みの様々な所有物で、売ったら二十万円以上の財産になるようなものは、ほとんどないはずだ。ということは、一般人が持っているほぼすべての所有物は自己破産してもそのまま手元に残るということになる。

「差押禁止財産というのもあります。よく誤解されているんですけど、差し押さえされると家中ペタペタ赤紙貼られるのかと思っている人もいます。昔はそうだったみたいですけど、今は違います」

「差押禁止財産ですか？」

「普通のテレビとか、家電製品とか、タンスとかは、差押禁止財産です。差押禁止財産の主旨というのは、差押えられたとしても最低限度生活に必要なものなので、それをお金に換えることは要しないわけです。だから、破産しても普通に生活できます。その銀行に借金がなければという前提がつきますが、銀行口座も普通に使えます」

そう言えば、破産したら携帯電話も取り上げられると心配している人も多いのだが、このあたりはどうなのだろうか。

「携帯電話も普通に使えます。携帯電話は実は借金で買っている人が多いので、昔はダメだったんですが、今はもう考え方が変わってきていて、生活必需品なので普通に使えるようになっています」

＊

「自己破産は、思ったよりも不利益はないんですね……」

私がしみじみと言うと、及川弁護士はうなずいた。

「不利益があるとすれば、金融機関が作っているＪＩＣＣ（日本信用情報機構）とか、ＣＩＣ（指定信用情報機関）とか、全国銀行個人信用情報センターとかに情報が記載されるので、五年間はカードが作れない、借金ができない、弁護士とか医師とかお金を扱う職業は手続きが終わるまではできないという不利益があるにはあります。でも、あとはほとんど不利益はないです」

信用機関に名前が記載される。これは、世間で「ブラックリスト」と呼ばれるものだが、この間はクレジットカードが作れない。今のインターネット社会ではネットショッピング等でしばしばクレジットカードを必要とするが、最近は銀行口座と紐付いたデビットカードも普及しているので通常の日常生活を送る分には何とかなる。

しかし、及川弁護士はギャンブル依存者が自己破産という制度を使う時に、どうしても考えなければならない一つの重要事項があると述べる。

ギャンブル依存者が莫大な借金を自己破産によって解決したとする。しかし、依存症がきちんと克服できていなければ、再び返せないほどの大きな借金を抱えることになってしまうかもしれない。一度、自己破産してまたギャンブルで借金が膨らんで行き詰まった時、二度目は免責が不許可になる可能性が高いという。

「最初の免責許可決定から七年以内の再度の免責というのは不許可理由のひとつなんです。もちろん、七年以内でも裁量免責は確かにあるんですけど厳しくなりますし、一年や二年でまたパチンコですという話になると、裁量では免責されないですね。私が扱ったケースでも、されなかったことがあります。それはもう病気で、そっちをまず治した方がいいかな、という感じですね」

「何度も自己破産はダメだということですね」

「困っている人は活用して欲しいんですけど、一回だけにして下さいねとは言います。そのために、依存の人は自助グループや病院に行って改めてもらわないと、また同じことになってしまう。そう言う話をして、自助グループを紹介したり病院を紹介したりというのはあります」

及川弁護士の話を聞きながら、私は不意に下北沢で会った塚本美津夫さんのことが脳裏に浮かんだ。離婚し、仕事も失い、退職金も吹き飛ばし、身体も壊し、無職になって借金も三百万円を抱えて苦しんでいた人だ。

「もう死ぬしかないでしょ?」「いつか自殺するつもりです」と塚本さんは言っていた。私が及川弁護士に塚本さんのことを話すと、及川弁護士はすぐにこのように言い切った。

「金で死ぬことはないです」

多くの依存者は莫大な借金を前にして呆然として、「もはや死ぬしかない」「それしか現状を何とかする方法はない」と思っている。しかし、そうではない。返せない借金であっても再起する道は残されているのである。

「借金で苦しんでいれば、早く法的な処理をした方が良くて、それと同時に依存症の方策を取るべきだと思いますけどね。結構思い詰めている人はいるんですけど、借金の問題は必ず解決するので、それは相談してもらえばいい。死んでしまうようなことがあったら終わりですからね……」

＊

及川弁護士の話を聞き終えてから二ヶ月ほど経ったあと、福井新聞オンラインで気になる記事を読んだ。

ギャンブル狂の三十代の男性が福井県の自殺の名所「東尋坊《とうじんぼう》」で自殺しかけたところをNPO法人『心に響く文集・編集局』の人が声をかけて自殺を思いとどまらせたという記事である。

この男性はギャンブル依存で何度も何度も借金地獄に陥っていたのだが、結局はどうにもならなくなって東尋坊を死地に選び、死ぬために訪れていたのだった。この男性の借金歴は、まとめると次のようなものだった。

一回目　五〇〇万円の借金・親が肩代わり
二回目　三〇〇万円の借金・親が肩代わり
三回目　四〇〇万円の借金・親が肩代わり
四回目　八〇〇万円の借金・親に言えず自殺を決意

この男性は親から一千二百万円を肩代わりしてもらった後に精神病院に入院したのだが、四ヶ月後に出てきた後にスリップしていた。こうした記事を読んでいてつくづく思うのは、親がどんなに必死で借金を肩代わりし、説教しても、ギャンブル依存が治らない限り同じことを何度も繰り返してしまうという残酷な事実である。

まず依存を何とかするのと借金を何とかするのと、どちらが先なのか。ギャンブル依存者を抱えた家族の大半は間違えるのだが、本来の順番はこうあるべきだとされている。

一、まずギャンブル依存症の治療から始める。
二、次に借金問題の解決に入る。

ギャンブル依存者を抱えた家族は、「まずは他人様《ひとさま》に借りた借金を清算しなければ」と思って慌てて借金を肩代わりする。本人はすでに返せない領域まで借りており、放置しておけばおくほど金利がのしかかる。借金はすべてに優先されるので、治療よりも前に借金を何とかしなければと思うのだ。そのため、ほとんどの家族は「治療よりも何よりも、まずは借金の清算だ」と考える。

しかし、それはとてもリスクのあるやり方であるというのは、すでに分かっている。治療されていないギャンブル依存者は、借金がなくなったら反省してギャンブルから離れるわけではない。家族や誰かが借金を肩代わりしてくれたら、深く感謝して真っ当な道を歩むわけではない。

多くの場合、依存者は借金がなくなったことによって、再び「安心してギャンブル」する。説教して「もうやりません」と本人が反省しても、多くの場合は「その場限り」であることが多い。つまり、再発する。

「風邪や腫瘍のような病気は説教で治らないのと同じで、ギャンブル依存症も説教では治らない」と、ギャンブル依存症の克服の中ではよく言われる。「ギャンブルという強烈で執拗な習慣」を断ち切ってこそ、借金の問題は解決する。

金で死ぬことはない。及川弁護士は力強くそう言った。

借金の問題は法的には解決する。

しかし同時に、二度目・三度目は自己破産するにも裁量が厳しくなるか、受け付けられなくなるとも述べた。借金よりもまず、ギャンブル依存にしっかりと向き合うのが先だったのだ。

おわりに

▼秋葉原にて。パチンコだけが彼らの「世界」であり「宇宙」だった

二〇二一年四月一日。私は再び大阪・西成にあるドヤ街のエリアにいた。新今宮駅を降りると、すぐ『元祖低貸専門店はんぶんや』という店がある。このホールはベラジオコーポレーションが運営しているホールである。ベラジオは東京ではほとんど聞かないが、関西では大阪を中心に精力的にチェーン展開をして名を知られている。

二〇一七年にベラジオ横堤店の店長が当たりやすい設定の台を、雇った打ち子に打たせて稼がせて、半分をキックバックさせていた事件が発覚して大問題を引き起こしたのがこのベラジオコーポレーションだったが、そうした危機も乗り越えて今も多くの労働者を引き寄せているのを確認した。

しかし、大量の客を呼び寄せているのは駅の北側にある『マルハン新世界店』の方だった。実はこちらの店は西成区ではなく浪速区となっている。そのせいか、道を一本隔てているだけなのに、雰囲気はまったく違って垢抜けている。

阪堺線の新今宮駅と地下鉄御堂筋線・動物園駅前はすぐ目と鼻の先なのだが、この動物園駅前の東側にもパチンコホールが二店ある。さらに南に下っていったところにあるスーパー玉出

を西側に折れたところにあるアーケード商店街に入ると、ここにパチンコホールが二店ある。そのうちの一つは老舗として有名な『第一ホール』なのだが、看板には「激安！ゲーセンよりも安い！　安心！　たっぷりと遊べる！　〇・五円パチンコ計八十八台」とあった。『はんぶんや』と同じく低貸の台が揃っていることを謳って集客しているのだった。入口には古い自転車がびっしりと置かれている。中に入ってみると労働者風の高齢者たちがこの〇・五円パチンコの台に群がって座っていた。

この時、私は一人の男性と一緒にいた。彼は西成区を中心にして行き場を失った労働者やホームレスに福祉アパートを紹介したり、生活保護につなげたりする仕事をしている人だった。パチンコに群がる労働者たちを見ながら彼はこのように言った。

「四月一日の今日は生活保護の支給日なので、みんなパチンコ屋に群がっていますね。パチンコに狂って、生活保護でもらった金をたった一日で全部使ってしまう人もいるんです」

生活保護をもらったらパチンコ店に直行する「社会問題となった人たち」は、今も昔も行動が変わっていない。どん底《ボトム》まで落ちてドヤ街で生活保護を受けながら生活する中でも、本人が治す気がなければギャンブル依存症はとまらないというのが分かる。

最も金のない最下層の人たちが、最も金のかかるギャンブルにのめり込んでいる姿は、何度見ても割り切れない気持ちを呼び起こす。

＊

パチンコ業界はかつてと比べて遊戯人口が減少して衰退している途上だとは言っても、それは依然として約二十兆円も売上を誇り、参加人口として約八九〇万人を引き寄せる巨大な業界である。

「衰退」という言葉に引きずられるとスケールを誤る。業界の売上規模で見ると、それは凄まじい巨大産業なのだ。石油業界よりも、建設業界よりも、鉄鋼業界よりも、鉄道業界よりも、不動産業界よりも、製薬業界よりも、アパレル業界よりも、コンビニ業界よりも、はるかに巨大だ。衰退しても、そうなのである。

当然、「日本人をギャンブル依存症に落とすパチンコを根絶せよ」という声は大きい。日本が世界でも最悪のギャンブル汚染国家となっているのは、駅前や沿道に大量のパチンコ店が散らばっているからだと誰もが知っている。「賭場」が野放しにされている。所沢で会った住吉和彦さんも、片目が見えない顔を私に向けて「パチンコなんか政府がぶっ潰したらいいんですよ」と言った。

では、政府はギャンブル依存者を量産している巨大産業であるパチンコを全廃することは可能なのだろうか……。

私は何度かそれを自問自答していた。韓国は二〇〇六年にパチンコ店を全廃することができた。とすれば、日本はどうなのだろう。韓国がパチンコを駆逐できたのであれば、日本もできるのだろうか。

もしパチンコを全廃することができるとしたら、それは政治の力で成し遂げるしかないのだが、日本の国会議員の多くはパチンコの全廃に関心がない。パチンコ業界はその莫大な資金で政治家を抱き込んでいるし、警察庁・公安委員会にも保安通信協会等の天下り先を用意してパチンコ全廃の動きにならないように注意を払っている。

他にもパチンコ業界にぶら下がって金を儲けている業界はたくさんある。

銀行や消費者金融はパチンコ依存者が増えれば増えるほど儲かる仕組みになっている。マスコミやスポーツ紙はパチンコ業界が出す大量の広告費で潤《うるお》っている。電通グループや博報堂のような広告代理店もパチンコ業界とは密接に結びついている。タレントもパチンコ営業で儲け、マンガ家もパチンコ台に自分のマンガが採用されると版権料が莫大に入る。ものによっては数億円単位の版権代が入るものもある。

最も金のない最下層の人たちが人生を破滅してしまうまで貢いだ金が、パチンコ業界のみならず、政治家・警察・銀行・消費者金融・広告代理店・芸能界・マンガ界にあまねく吸収されて彼らの懐を潤している。これは何を意味しているのかというと、こう言うことになる。

「社会の上層部はパチンコマネーの恩恵を受けている」

自分たちがパチンコマネーによって恩恵を受けるというのであれば、誰も積極的にそれをぶっ潰そうと思う人はいない。それが社会問題を引き起こすものであっても、自分がそれで儲かるのであれば「悪い話ではない」のである。

日本はすでに長い年月をかけてパチンコマネーが社会の隅々まで潤す仕組みになっている。

そう考えると、日本がパチンコ業界を全廃するのは「かなり難しい」と考えるのが現実的であるようだ。

＊

パチンコは社会の退廃を拡げるビジネスである。

パチンコはユーザーの「のめり込み」を利用した危険なビジネスである。

パチンコは依存性を生み出すビジネスである。

パチンコはユーザーの人生観を狂わせるビジネスである。

パチンコは未成年者をはじめ教育上に弊害があるビジネスである。

パチンコは客を破綻させるビジネスである。

パチンコは消費者被害を生み出すビジネスである。

パチンコは利権を発生させ社会的不公平感を生み出すビジネスである。

パチンコはギャンブルは社会に有益な農工業生産物を生まないビジネスである。

パチンコを全廃することができないのだとしたら、これからもパチンコ業界は延々と依存者を生み出し続けるということなのか。たとえば、生活保護の生活に落ち、それでもパチンコをやめられない人は救われないのだろうか。

パチンコ業界を全廃するというスタンスではなく、「依存者を生み出さない」という考え方で面白い意見を持っているのは、私がしばしば意見を聞いているSAGS（ギャンブル依存症克服支援サイト）の責任者である奥井隆さんである。奥井さんはこのように言う。

「弱者のお金がパチンコ業界に流れないようにするのは、基本的に賛成です。インバウンドを当て込むのならまた話は別ですが、ギャンブル特にパチンコやスロットは国内に悪影響を与え続けています。実際のところ、莫大な経済損失を生んでいる業界です。消費されるお金も一部の人にしか分配されず、逆に生活不安に陥る人が増えてしまいます。顕著なのが、生活保護費受給者や低所得層のパチンコ依存問題です」

「弱者対策としていわば『市民による監視』を提言する人もいますが、公然と密告を推奨することに他なりません。駐車違反の巡視員と同じように制度化するならば、別途予算が必要となります」

奥井さんはまずそのように言う。

「まず基本的なことですが、なぜ日本政府がゼロサムなギャンブルの投資額に上限を設けないのか不思議です。政府がギャンブルというひとくくりの中で、投資上限額を設定するべきなのです。つまり、パチンコも公営ギャンブルもカジノも含めて、プレイ希望者にはマイナンバーカード登録を義務づけ、所得に応じた投資上限額を設ければ良いわけです」

そして、このように続ける。

「今月分はもうすっちゃいましたから、あなた来月までできませんよ、という制度とシステムですね。当然ながら生保受給者など、生活に窮している人はそもそもギャンブルできないとなるでしょう。これでギャンブル依存症になる人も激減します。それを政府がしないのは、議員たちと広告業界・賭博産業が結びついているからです」

＊

投資上限額が設定できれば、ギャンブルによる破綻は免れる。生活保護受給者もパチンコができなくなる。しかし、こうした方策はパチンコで恩恵を受けている上層部は決して認めることはないだろう。そうであれば、私たちはパチンコに対してどのように向き合えばいいのだろうか。

「我々は大きなことを忘れています。それは、依存する原因が我々市民の側に存在するということです。これは大きな声で言えませんが、本当のことです。ゲームでもＳＮＳでも同じことです。だからこそ通勤の電車の中で、いい年した大人がギラギラとＬＩＮＥをしているかゲームに興じているわけです。あれは日本国民として、恥ずべき行為だと思います」

奥井さんはこのように述べる。

「パチンコも同じです。一番問題なのは、我々市民がパチンコ・スロットという低俗な遊戯に心を奪われてしまうことなのです。逆にいえば、我々市民のレベルが低いからパチ屋という賭博場がのさばっているともいえます。あの業界をこの国からなくすためには、市民がレベルアップして廃れさせるしか方法はないと私は考えます」

市民のレベルが低いからパチ屋という賭博場がのさばっている。

市民がレベルアップして廃れさせるしか方法はない。

それが奥井さんの考えだった。

＊

二〇二〇年に爆発的に広がっていった中国発の新型コロナウイルスのパンデミックは二〇二一年になってもまだ収束していなかった。東京や大阪は四月から「新型コロナウイルス感染症まん延防止等重点措置」を宣言して、不要不急の外出と移動の自粛を改めて市民に要請した。感染拡大を封じ込めるのに日本は躍起になっている。

そんな自粛要請が出ている中、私は秋葉原にあるパチンコホール『アイランド秋葉原店』をぶらりと訪れてみた。

はじめから分かってはいたことだが、パチンコにのめり込んでいる人々は誰も「まん延防止等重点措置」など気にしていなかった。まるで、そんなものは存在しないかのように普段と同じようにパチンコ台やスロット台を見つめ、荒々しい喧噪の中で一心不乱にゲームに興じているのだった。

時間は午後四時。普通であれば仕事で忙しいはずの背広を着た中高年の姿もあれば、学業に集中しなければならないはずの若年層もいた。あるいは、すでに退職して時間を持てあましているような高齢者もいれば、髪を金髪に染めた中年女性も死んだような目で台に向かっていた。世の中がどうなろうが、何があろうが、彼らには関係ないのだと私は悟る。

「これが養分というものなのか……」

彼らを見ながら、私は自然にそんな言葉が脳裏に浮かんだ。彼らはパチンコに取り憑かれている。パチンコだけが重要なのであり、その他のことは完全に関心を失ってしまっている。パチンコだけが彼らの「世界」であり「宇宙」だったのである。秋葉原だけではなく、すべてのパチンコホールで同じ光景が広がっている。

折しも、ギャンブルオンブズマン（ギャンブル依存症を生む公認ギャンブルをなくす会）の、ある会員からは福岡の状況が記されていた。

「福岡の郊外の国道沿いのパチンコホールはこのコロナ禍、レストランや居酒屋が営業自粛で夜の早い時間七時や八時での閉店で薄暗くなっているのと対照的に、派手派手なネオン看板が通常通り十時頃まで巨大ホールを煌々《こうこう》と照らしています。また駐車している車の多さにも驚きです」

実は福岡で最も稼いでいる企業は二〇一七年の『ふくおか経済・株式会社地域情報センター』の記録ではタイラベストビートという企業であった。パチンコ・スロット店の「ワンダーランド」を展開する企業である。売上高は二七四一億八一〇〇万円。九州最大の都市にある最大の企業が、ギャンブル依存者を大量に生み出すパチンコ運営会社とは……。

文章は、このように続けられていた。

「今でも二十兆円近くの貸玉売上に使われる金を、映画・芸術・習い事・外食や地域活動などに消費すれば、日本社会の生活や文化はどれだけ潤いのある豊かなものになっていたか？　パチンコに使われるマネーが別のところに回ればといつも思います……」

私がぼんやりと立ってパチンコの「養分」と化してしまった人たちをずっと見ていると、ひとりの男がチラリと私を一瞥《いちべつ》し、イライラしたような表情を見せてからすぐに台に目を移した。彼は自分の世界に忙しく、ぼんやりと突っ立っている私が目ざわりだったようだ。

パチンコを巡る問題はまだまだ終わりそうにない。これからも依存を巡って数々の問題が起き、数々の事件が起こる。

「日本人はレベルアップできるだろうか……」

私はそんなことを考えながら、パチンコホールを去った。

鈴木 傾城

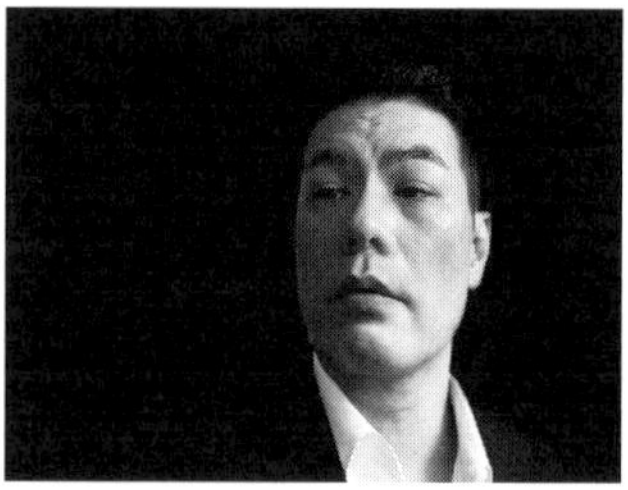

鈴木傾城（すずき　けいせい）

作家、アルファブロガー。1966年、東京生まれ。20歳の頃にタイに旅行に行き、そのまま社会からドロップアウトする。バブル期に株式投資で資金を蓄積し、セミリタイア。以後、本格的に東南アジアの貧困街に沈没する生活に入り、2000年よりサイト『ブラックアジア』を主宰し、カルト的な人気を得る。2009年より時事を扱うサイト『ダークネス』を立ち上げ、3年で1億PV超達成、アルファブロガーとなる。
著書『ボトム・オブ・ジャパン――日本のどん底』（小社刊）『ブラックアジア』『絶対貧困の光景』『堕ちた女の棲む孤島』等々。
『鈴木傾城の「ダークネス」メルマガ編』は、「まぐまぐ大賞」2018年総合大賞5位、2019年MONEYVOICE賞1位。

どん底に落ちた養分たち

パチンコ依存者はいかに破滅していくか？

令和3年（2021年）10月8日　第1刷発行

著　者　　鈴木傾城
発行者　　川端幸夫
発行所　　集広舎
〒812-0035　福岡市博多区中呉服町5番23号
ＴＥＬ　092-271-3767　ＦＡＸ　092-272-2946
ホームページ　https://shukousha.com
制　作　　河野宏　研究センター
装　丁　　アサヒデザインプランニング
印刷・製本　モリモト印刷株式会社

ISBN　978-4-86735-017-1　C0036

出版案内

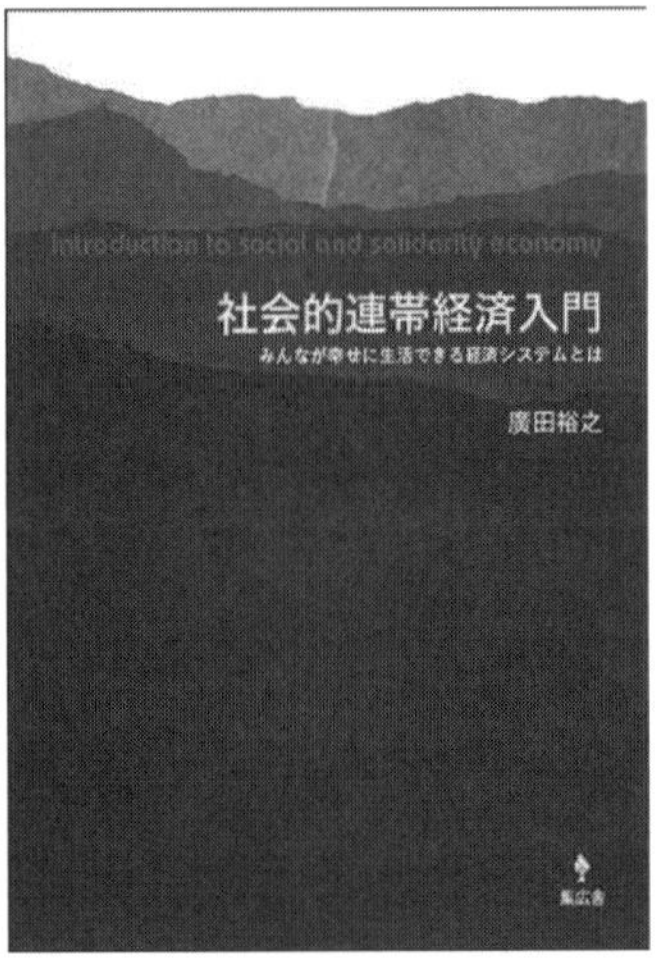

社会的連帯経済入門
みんなが幸せに生活できる
経済システムとは

著者／廣田裕之
A5判・232頁
価格／本体一五〇〇円＋税

格差社会を乗り越える、新しい経済による可能性。

社会的連帯経済は全世界で十億人が実践していると言われる。共産主義・資本主義・新自由主義・グローバリズムとは一線を画し、人々のつながりや環境保全と持続性を重視する新しい経済システムを、世界各地の実情に詳しい地域通貨研究の第一人者が、アジア・中南米・ヨーロッパにおける実例を紹介しながら分かりやすく解説する。

コロナショックで
世界は地獄と化した。
「普通の生活」は
簡単に崩れ去る。
落ちないはずだったところに
落ちていく。

この恐怖、
覗く勇気ありますか？

あなたも他人事ではない。

ボトム・オブ・ジャパン——日本のどん底

鈴木傾城・著

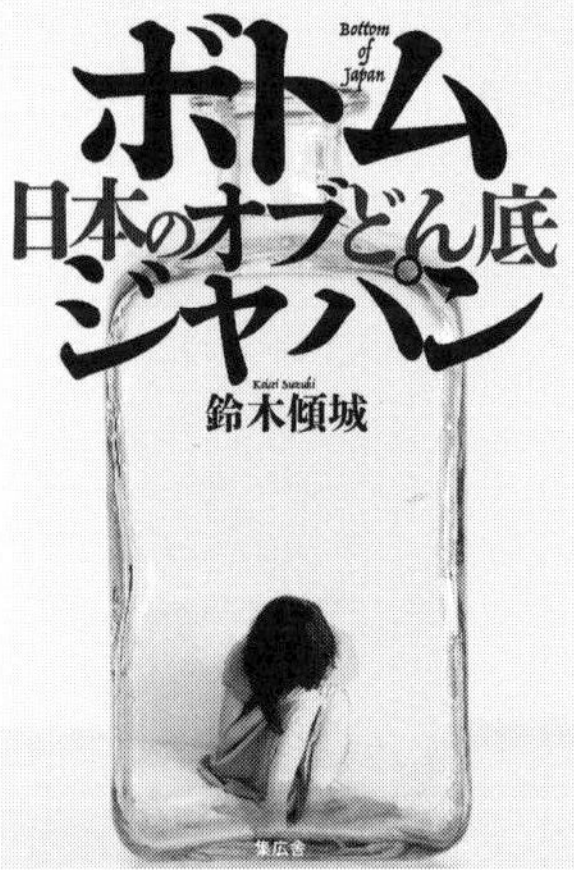

集広舎刊
四六判／並製／248 ページ
本体 1400 円＋税
978-4-904213-93-3